现代常见病临床护理

XIANDAI CHANGJIANBING LINCHUANG HULI

主编 万 媛 王盼盼 孙云霞 陈新宇

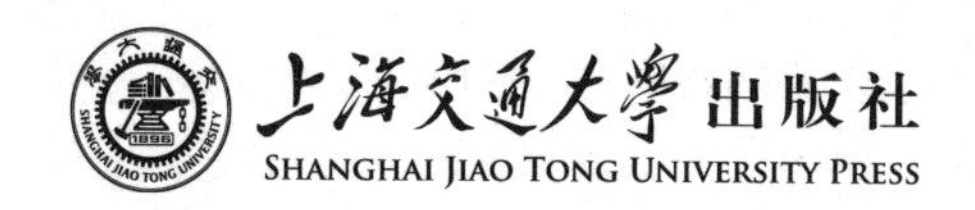
上海交通大学出版社
SHANGHAI JIAO TONG UNIVERSITY PRESS

内容提要

本书旨在介绍规范的疾病临床护理标准。全书首先介绍护理理论与护理程序，接着详细阐述内科、外科、妇产科、急诊科临床常见病和多发病的护理常规，然后系统讲述手术室护理，最后简要介绍肿瘤化疗的护理。本书融入护理领域的新进展、新技术、新成果，可以帮助基层护理工作者解决临床工作中遇到各种问题，适合各级医院初级护士、实习护士及护理专业学生阅读。

图书在版编目（CIP）数据

现代常见病临床护理 / 万媛等主编. --上海 ：上海交通大学出版社，2023.12

ISBN 978-7-313-28924-7

Ⅰ. ①现… Ⅱ. ①万… Ⅲ. ①常见病－护理 Ⅳ. ①R47

中国国家版本馆CIP数据核字（2023）第109240号

现代常见病临床护理

XIANDAI CHANGJIANBING LINCHUANG HULI

主　　编：万　媛　王盼盼　孙云霞　陈新宇
出版发行：上海交通大学出版社
地　　址：上海市番禺路951号
邮政编码：200030
电　　话：021-64071208
印　　制：广东虎彩云印刷有限公司
经　　销：全国新华书店
开　　本：710mm × 1000mm 1/16
印　　张：13.5
字　　数：235千字
插　　页：2
版　　次：2023年12月第1版
印　　次：2023年12月第1次印刷
书　　号：ISBN 978-7-313-28924-7
定　　价：198.00元

编委会

主　编　万　媛　王盼盼

孙云霞　陈新宇

副主编　孟丽丽　刘彩炼

陈　凌　靳惠珍

编　委（按姓氏笔画排序）

万　媛（山东省日照市中医医院）

王　茹（甘肃省天祝县人民医院）

王盼盼（山东省金乡县人民医院）

刘彩炼（内蒙古自治区肿瘤医院）

孙云霞（山东省单县东大医院）

吴　雪（解放军第九六〇医院）

陈　凌（山东省泰安市第一人民医院）

陈新宇（山东省淄博市市立医院）

孟丽丽（山东省菏泽市第六人民医院）

黄玉珠（湖北省十堰市人民医院/湖北医药学院附属人民医院）

靳惠珍（新疆医科大学附属肿瘤医院）

前言 FOREWORD

护理学是一门自然科学和社会科学相结合的综合性应用学科，是研究护理现象及其发生、发展规律的学科。其主要任务是配合医师有效地执行治疗计划，为患者提供专业的生活照顾、人文关怀和心理支持；同时肩负着健康宣教、保健指导、预防疾病的使命。在医疗事业蓬勃发展的今天，护理事业的发展受到了全社会的重视和支持，其内涵不断丰富，服务领域不断拓展，工作重心也从“单纯的疾病护理”逐步向“以人的健康为中心”迈进，做到“贴近患者、贴近临床、贴近社会”是现代护理工作的关键。作为新时代的临床护理工作者，应当紧跟现代护理模式的发展和变化，不断学习护理新理念、新知识和新技术，逐步提升临床护理技术水平，为患者提供更加优质的服务。

为了帮助基层护理工作者更好地掌握护理新理念和新技术，规范临床操作规程，以形成更加默契的医护配合模式，我们组织编写了《现代常见病临床护理》一书。

本书系统总结了近年来护理领域发展的最新成果，旨在为基层护理工作者提供更加规范的疾病临床护理标准，使临床护理工作有章可循、有法可依。在内容编排上，首先介绍了护理理论与护理程序；接着详细阐述了内科、外科、妇产科、急诊科临床常见病和多发病的护理常规，每种疾病均系统阐述了其概述、护理评估、护理诊断、护理措施与护理评价；然后系统介绍了手术室护理，针对不同科室的手术，均简要介绍了其外科治疗及进展，重点阐述手术的护理配合，以利于学习和掌握；最后简要介绍了肿瘤化疗的护理。本书资料翔实，内容丰富，重点突出，并尽可能将国内外护理领域的新进展、新技术、新成果融入其中，让基层护理工作者在临床工作中遇到问题时可以通过查阅本书来解决。

本书借鉴了国内外最新的护理操作指南，力求将护理学基础理论与临床实践紧密结合起来，具有很高的知识性和可操作性。但限于编写时间和编者的学识水平，书中难免存在失误与疏漏之处，敬请广大读者批评指正。

《现代常见病临床护理》编委会

2022 年 8 月

目录

CONTENTS

绪　论

第一节　临床护理的一般原则

19世纪以前，临床护理工作的原则是照顾患者生活，并无条件地服从医师的指挥，因而当时人们头脑中护士的形象是家人、仆人及修女的形象。现在，护士的形象随着临床护理原则的改进而发生了变化，但以往的类似仆人、修女的形象，在社会上甚至护士自身心目中仍留有痕迹，这在很大程度上阻碍了护理专业的发展和护士地位的提高。因而，作为护理人员，更进一步地了解临床护理的原则，从而将这些原则运用到临床实际工作中，将有利于护士自身素质的提高和护理学科的发展，同时也有利于提高护士的社会地位。

一、协助诊断、治疗

临床医学迅速发展的同时，新的诊断检查技术和治疗方法亦不断涌现。临床护理学必须适应医学发展的需要，这对临床护理学提出了新的挑战。

（一）了解诊断、治疗技术的新进展

1.诊断检查与病情监测方面的进展

多种内镜技术通过直接观察病变、摄像，进行脱落细胞或活组织检查，为早期诊断消化道、呼吸道疾病提供了有效方法。现代诊断技术如计算机断层扫描（CT）、磁共振成像（MRI）已广泛用于全身器官的检查。超声诊断技术日新月异，广泛用于许多软组织器官的实时断层显像和观察脏器的三维结构。彩色和频谱多普勒超声可对心血管系统和全身脏器进行血流动力学探测和研究。心脏监护仪的不断更新，可连续监测患者的血压、心率、心律、呼吸及氧分压等而且可以设定报警范围，当某项指标超出设定范围时，监护仪会自动报警，从而可以协

助早发现、早诊断、早治疗。

2.治疗技术方面的进展

急性心肌梗死患者的溶栓疗法已被广泛使用。人工心脏起搏、心脏电复律也在临床广泛开展。目前,我国使用的埋藏式自动起搏复律除颤器,可同时治疗缓慢、快速心律失常,并有除颤作用,可以有效地治疗病态窦房结综合征所致的快慢性心律失常。球囊心导管用以扩张狭窄的动脉及心脏瓣膜,经心导管的射频、激光消融术和支架置入术,可以帮助严重冠状动脉狭窄及预激综合征的患者获得有效治疗。

近年来采用联合化疗及骨髓移植已大大提高了白血病的疗效,使患者存活时间明显延长,甚至彻底治愈。脏器移植术在国内已经蓬勃开展起来。血液净化术使急、慢性肾衰竭和某些中毒的患者获得了新生。内镜不仅可作为检查手段,也广泛用于治疗,如止血、取结石等,并取得了满意效果。临床护理人员必须学习新的诊断和治疗方法的基本原理和操作过程。积极与医师配合,制订出一套符合患者自身情况的检查与治疗前、中、后的完整护理计划。

(二)了解接受诊断检查或治疗患者的心理反应

1.恐惧

诊疗仪器有的很小,有的却很庞大,这些或大或小的仪器对于医护人员来说很熟悉,但对于患者而言则是恐怖的世界,常导致患者恐惧不安。检查过程中,医护人员戴着口罩,表情很严肃,这在很大程度上增加了患者的恐惧感。

2.焦虑

当患者接受检查治疗时,由于面对的是未知的事物,在内心深处往往有极强烈的不安。若医护人员在诊疗过程中有表情的变化或言语的踌躇,都会加重患者的焦虑,在诊疗过程中对于诊断结果患者会表现出焦虑。

3.预感性悲哀

一般患者都认为,简单的病只要医师看看就行了,只有复杂的疾病或难以治疗的疾病才会借助机器。因而在机器面前,患者会以为自己已经病入膏肓、不可救药了,从而产生预感性悲哀。

4.疼痛

目前许多的诊断、治疗性措施都是创伤性的,这在很大程度上带给了患者身体上的伤害,一则产生疼痛,二则有日后感染的危险。

(三)诊疗过程中护士的职责

1.诊疗内容说明

要求护士本身对于检查的目的、检查前要作的准备、检查的时间、疼痛情况以及检查中可能有的感觉有充分了解，然后才能根据患者的要求予以详细说明，并教会患者如何应对检查过程中的不适。

2.患者指导

(1)有时间限制的检查：如患者晨起空腹抽血、晨起留尿等，首先要告诉患者该怎样做，再根据患者的要求告之为什么那样做。

(2)标本容器的使用及留取标本的方法：如当患者留痰液做细菌培养时，应告诉患者怎样使用容器及如何留到有效的痰液。

(3)有饮食限制的检查：有许多检查都必须在禁食以后才能进行，如空腹血糖、肝功能、B超等，因而在检查前8～10小时一定要患者禁食，以免影响检查的结果。

(4)检查所需药物的使用方法：有些检查必须有药物协助，如施行胃肠道造影时，应指导钡餐的服用法，而且也应告诉患者，检查后应多喝水，以促使钡剂尽快排出体外，预防便秘的发生。

(5)其他动作的指导：如作腹部触诊时，需要患者腹式呼吸或屏气的配合，因而要指导患者以取得合作。

(6)协助患者对检查、治疗器械熟悉与了解，以减轻其陌生、恐惧感。

(7)指导患者在接受诊疗时保持乐观、轻松的情绪，并指导患者如何缓解诊疗所带来的不适，如给患者插胃管时，患者感到恶心，可嘱其深呼吸以减轻恶心感。

3.准备检查治疗所需的用物

准备检查治疗所需的用物包括诊疗全过程中所需要的器械、药物。

4.准备并保护患者

(1)为患者准备恰当的诊疗环境，如接受一般性的诊断与治疗可在病床上进行，但如涉及患者隐私部位时，则应安排单独的环境，根据检查部位准备适当的检查姿势。

(2)如果男医师检查女患者，护士可依患者要求站在旁边协助，以使患者有安全感。

(3)如果时间允许的话，协助患者以最好的状态接受诊断与治疗。

5.临时事故的预防和处理

在许多检查与治疗过程中，由于用药的关系可能会发生变态反应，此外，各种创伤性检查与治疗在其过程中或后有可能发生出血、休克等危险，应密切观察患者的反应以便采取紧急措施。

(四)对于拒绝接受检查或治疗患者的护理

这类患者，其在接受检查或治疗时的恐惧感尤为突出，或者是对检查、治疗的结果感到绝望，也或者是对于医疗费用的担心，总之，他们在检查时畏缩不前，甚至拒绝。对于这类患者，护士应给予更多、更周全、更耐心的解释与说明，给予心理上的支持，以取得他们的配合。

(五)协助检查和治疗时与其他专业人员的合作

协助检查与治疗关系到护士与医务人员之间的合作。这种合作过程中，护士不仅要在用药、器械等方面予以协助，还要与其他医务人员一起共同创造一个和谐的检查、治疗氛围，以减轻患者的心理压力。

了解接受诊断与治疗的患者的心理，不断提高自身对于检查与治疗的认识程度，并提高自己的治疗技能，以积极协助患者检查和治疗，是对临床护士的更高要求，也是临床护理的一般原则。

二、评估并满足患者的基本需要

所有的人都必须满足一些基本的需要，包括生理的、心理的和社会的需要，才能维持生命，患者也有其不同的需要。因而，评估并满足患者的基本需要，是维持患者生命、促进其康复的基本条件之一，也是当代临床护理的一般原则。

(一)关于马斯洛的人类基本需要层次论

马斯洛理论认为，人的需要共有5个层次。

1.生理的需要

生理的需要包括食物、空气、水、温度、阳光、排泄、休息、避免疼痛等。

2.安全的需要

安全的需要包括安全、保障、受到保护、没有焦虑和恐惧。

3.爱与归属的需要

爱与归属的需要是指爱、被爱和有所属的需要。

4.尊敬的需要

尊敬的需要包括受到别人尊敬和自尊的需要。

5.自我实现的需要

自我实现的需要指个人的潜能和能力得到充分发挥的过程。

(二)马斯洛理论对于临床护理的意义

当一个人的大部分需要都能得到满足时,就能保持平衡的状态,而当基本需要得不到满足时,就会导致失衡,甚至疾病。护理的领域也就是满足患者的各种需要,因而马斯洛理论在临床护理中得到了广泛应用。

(1)帮助护士识别患者未满足的需要,这些未满足的需要就是需要进行帮助和解决的护理问题。

(2)帮助护士更好地领悟和理解患者的言行,如有的患者希望别人称呼其职位,这是一种尊敬与自尊的需要。

(3)帮助护士预测患者尚未表达的需要或可能出现的问题,从而使护士采取相应的措施,以达到预防的目的。

(4)帮助护士识别问题的轻重缓急,以便在制定护理计划时排列先后顺序。

(5)帮助护士采取行之有效的措施来满足患者的需要,促进患者的康复。

(6)作为护理评价的依据。

(三)患者的基本需要

一个人在健康状态下,其需要可由自己来满足,但在患病时就有许多需要不能满足,影响需要满足的因素有生理状况、情绪、智力、环境、社会、个人信念文化因素等。当患者自身的需要未得到满足时,就需要护士的照顾,包括:明确患者有哪些需要未满足,提出护理问题;了解这些问题对患者所造成的影响;制定和执行一些护理措施,帮助患者满足需要以恢复健康。患者可能出现的未满足的需要有以下几条。

1.生理的需要

(1)氧气:缺氧、呼吸道阻塞。

(2)水:脱水,水肿,水、电解质及酸碱平衡失调。

(3)营养:肥胖、消瘦、各种营养缺乏症及不同疾病(如糖尿病、高血压)的饮食需要。

(4)体温:过高、过低或失调。

(5)排泄:便秘、腹泻、尿崩、少尿或无尿及大小便失禁等。

(6)休息与睡眠:过于疲劳及各种睡眠障碍(如嗜睡、入睡困难等)。

(7)避免疼痛:包括疾病所致的疼痛及各种医疗手段所致的疼痛。

2.安全的需要

安全的需要包括要帮助患者避免身体上的伤害及心理上的威胁。首先要求建立良好的护患关系，以取得患者对护士的信任；其次要注意防止意外事故的发生，如地板过滑、病床无护栏等；再者要鼓励患者增强对治疗和康复的信心。

3.爱与归属的需要

这种需要不仅仅只是爱情，更是亲密和归属感，在患病的时候，这种需要更加强烈。一般说来，患者在情感上比较脆弱，更希望得到亲人、朋友及周围人们亲切的关怀和理解，虽说护理人员能够在生理需要上提供全面的帮助，但在感情上不能完全替代家属，因而适当允许亲友探视，可让患者得到心理上的安慰。患者只有在安全感和归属感得到满足后，才能真正地接受护理与照顾。

4.自尊与被尊敬的需要

在爱与归属感得到满足的同时，患者就会感到被尊敬和重视。患病会影响患者的自尊，患者会觉得因为有病而失去自身的价值或成为他人的负担。因而，护士应帮助患者感到自己是重要的，是被接受的。尊重患者的隐私和理解患者的个性都能有效地增加患者的自尊感与被尊敬感。

5.自我实现的需要

疾病常严重影响人们发挥能力，特别是在丧失一些能力时，自我实现的需要在不同的患者中有很大的差异。护士的职责是切实保证低层次需要的满足，使患者意识到自己还有能力并能加强学习，为自我实现创造条件。

（四）护士如何帮助患者满足基本需要

根据奥瑞姆自理模式理论，依据患者的不同情况予以不同方面的满足。

(1)对暂时或永久需要依赖护理者的患者，护士应对其生理和心理需要进行帮助，如吸出痰液以保持呼吸道通畅，静脉输液维持水、电解质、酸碱及营养平衡。

(2)协助患者做到独立，尽可能由他们自己满足自己的需要，如帮助患者康复，即协助患者发挥最大的潜能以满足其自身生活的需求。

(3)通过教育的方法预防潜在的、可能发生的基本需要得不到满足的问题的发生。

所有的人都有共同的基本需要，但每一个人都是不同的个体，因而对各种需要的要求也因人而异。故此我们的护理工作不能千篇一律，而应根据不同的患者，评估其独特的需要和问题，从而针对具体情况采取不同措施，以达到满足患者基本需要的目标。

三、预防并发症

许多疾病在诊断和治疗的过程中或由于疾病本身的发展，常会衍生出许多其他的并发症，如糖尿病患者可能并发酮症酸中毒、心血管疾病、肾脏疾病、眼部疾病或神经疾病。并发症的发生都有或长或短的过程，也有直接或间接的诱发因素。在护理过程中，护理人员加强对患者病情变化的警觉性，密切观察是否有异常情况发生，并在发现异常时作出紧急处理，对于预防并发症将起到决定性的作用。

（一）了解疾病及其常见并发症

由于每一种器官系统的疾病所并发的疾病会有较大的差异，而且由于个体的差异，同一种疾病可能会在不同的人身上出现不同的并发症，预防并发症也就要求护士对于每一种疾病及其可能发生的并发症有较详尽的了解，这样在观察护理患者的过程中才能有针对性，而不是盲目的、不知所措的。因此，对护士提出了更高的要求，要求临床护士不仅要执行医嘱，还要能主动了解病情的动态发展。

（二）加强警觉、密切观察病情变化

在临床中，与患者接触最多的是护士，进行治疗、护理、健康教育，护士始终都与患者在一起，当为患者进行护理时，不仅是手动、脚动，更重要的还要眼动、心动。不但要观察患者身体上的变化，还要观察其心理状态的变化，这样才能观测到治疗护理的效果，同时发现治疗、护理中的疏漏之处。发现异常情况要积极思考，这样护理工作才会变得主动和更有意义，而不能对异常情况听之任之，任其发展。

因而，这就要求临床护理工作者加强对病房的巡视，密切观察每一位患者的病情变化，时时刻刻保持警觉性，做到有异常情况能早发现、早诊断、早治疗。

（三）采取措施，切实预防并发症

发现患者的异常情况，根据观察所得出的结论，采取切实有效的措施，防止并发症的发生，从而帮助患者战胜疾病、恢复健康，是医务工作者的最终目的。

有些并发症是通过护理手段就能预防的，如长期卧床的患者有可能发生压疮，压疮的发生会导致患者身心的痛苦及经济负担的加重。预防压疮的发生是一项重要的任务，它由护理工作来完成，有更多的并发症是需要与医师配合共同来预防的。这就包括了对原发病的治疗和对出现异常情况时的医疗处理，但无

论哪种情况都需要护士去执行，执行的结果直接影响着并发症的情况。

在预防并发症的过程中，护士起着积极、主动的作用，积极预防并发症的发生是三级预防的重点，它成为现代临床护理的一大原则，同时也对临床护士提出了更高的要求。要做好预防并发症的工作，不仅要求护士有扎实的医学知识，而且要求护士有责任心、洞察力以及判断力。

四、促进康复

康复是综合协调地应用各种措施，以减少伤残者身心功能障碍，使病伤残者能重返社会。康复针对病伤残者的功能障碍，以提高功能水平为主线，以整体的人为对象，以提高生活质量和最终回归社会为目标。护士作为促进康复者，对康复过程的参与将在很大程度上影响康复的结果。

（一）接受康复治疗患者的特点

康复医学的主要对象是由于损伤、急性疾病、慢性疾病和老龄带来的功能障碍者，以及先天发育障碍的残疾者。

1.生理特点

根据疾病对个体赖以生存的主要能力的影响，可将接受康复治疗的主要对象划分为3类。

(1)残损：是指生理或解剖结构上或功能上的任何丧失或异常，是生物器官系统水平上的残疾。

(2)残疾：由于残损而能力受限或缺乏，以致不能按正常的方式和范围进行活动，是个体水平上的残疾。

(3)残障：由于残损或残疾限制或阻碍一个人完成正常情况下(按年龄、性别、社会和文化因素等)应能完成的社会作用，是社会水平的残疾。

无论是这3类残疾中的哪一类，患者在其生理上都会有器官结构和功能的丧失或异常，或在语言、听力、视力方面出现异常或丧失，或是骨骼、肌肉、内脏的损坏，或是畸形。种种异常或妨碍了患者与他人的交流，或影响患者自身的活动，从而影响了患者适应社会和独立自主，进而在心理上给患者带来很大的压力。

2.心理特点

(1)功能障碍性悲哀：由健康到疾病，再到留下后遗症需要康复治疗，是一个或长或短的过程，当患者的功能发生障碍时，将出现功能障碍性悲哀。

(2)自我形象紊乱：个人对自我形象的认识受到干扰。

(3)无能为力:个人感到自己的行动将无法对结果产生重要影响,对当时的情境或即将发生的事情感到缺乏控制能力。

(4)绝望:个人认为选择机会受限或没有选择余地,以及不能发挥自己的力量以达到目标。

(二)接受康复治疗患者的护理

美国医院协会曾将临床医疗中的康复介入过程列成一图,其中强调了护理对于促进康复的作用。护理贯穿在疾病的全过程,急性期采用的是治疗护理手段;康复期除治疗护理手段外,护士还采用与日常生活活动有密切联系的运动治疗、作业治疗的方法,以及帮助患者生活自理的护理方法。如在病房中为防止肌肉萎缩和关节僵直而对患者进行被动运动、按摩;在病房中训练,患者利用自助工具进食、穿衣、梳发、排泄等。

1.心理支持

患者因为器官或功能的异常,常担心自己成为家庭和社会的拖累,故产生悲观、焦虑、抑郁及厌倦等不良心理反应,部分患者产生依赖医护人员的帮助和其家属的照料的强化心理。为此,应为患者制订治疗方案及预后的指导,帮助其树立耐心和自立、自强的信心,督促患者主动参与诊疗和护理。帮助患者排除不利于康复的因素及有意识地学会调节自己的情绪,如鼓励患者工作之余参加一定的社交和娱乐活动,保持积极乐观的情绪,视身体状况适当地自理和料理家务,指导患者家属关心、体贴、爱护和照顾他们,建立和睦的家庭关系,以促进良好心境,积极完成治疗和自理,最终回归社会。

2.指导患者服药

许多患者在接受康复药疗时需要服药以控制病情的发展,护士应指导患者熟悉各种药物的性质、使用目的及不良反应,教会患者掌握所用药物的维持剂量、应用方法和时间,体验药效及观察轻微的不良反应。

3.指导和帮助患者坚持康复运动

运动疗法是治疗和预防的手段,不仅能对许多疾病起治疗作用,而且能防止一些疾病可能发生的并发症或不良后果,还能增强全身的体力和抗病能力,是广为使用的康复治疗手段。有一部分是患者的自我治疗,但要有护士的指导与评价,护士还可通过被动运动及按摩等治疗患病局部,同时也对全身脏器产生积极影响。

4.协助康复医师进行其他康复治疗

除运动疗法外,康复治疗还包括物理疗法、作业疗法、言语矫治、心理治疗等多种疗法。这种种治疗都离不开护士的合作，有效的合作，可以为患者创造一个良好的治疗环境，促进患者进一步恢复健康。

5.鼓励并指导患者自立

协助鼓励患者进行康复治疗，增强其战胜残疾的信心，可以帮助残疾人获得其独特的健康，不仅有利于残疾人的身心健康，也为社会积累了一大笔物资和精神财富。

伤残并不可怕，可怕的是一个人的意志丧失，在临床护理工作中，把人当作一个整体的人，在身体上、心理上、社会上、职业上帮助伤残患者调整提高，使患者恢复到尽可能高的水平，加强对这类人群的健康教育，帮助他们学会带着残疾生活在家庭、工作和社会中，也是临床护理的一般原则。

对住院患者，根据其一般情况，评估其基本需要是否获得满足，对基本需要未获得满足的患者，应设法协助其满足，对需要康复者则提供身心各方面的协助，使他们回到家庭与社会。临床护理涉及的范围很广，护士应了解其意义，认识到未来的发展趋势，努力充实自己，以协助患者接受各种诊断、检查和治疗，并预防并发症的发生。

第二节　临床护理的发展趋势

医学的发展是伴随着社会的发展与人类的进步而发展的，医学模式的转变和人类对健康观念的不断更新也是医学发展的必然产物。随着医学模式从单纯的生物模式发展到生物-心理-社会模式，护理也在渐渐地由一门技术性学科向艺术和科学性学科转变。人们对于护理也相应地提出了更新和更高的要求，以往的以医疗为中心、以执行医嘱为工作任务的临床护理已经不能满足患者的需要。疾病谱的不断变化向临床护理提出了新的挑战，人们对于生活质量的追求同时也给临床护理赋予了新的使命与价值。

一、重视护患交流，实施整体护理

随着生物-心理-社会医学模式和心身医学的发展，以患者为中心的整体护理逐步取代以往的功能制护理。整体护理的开展对护患交流提出了新的要求，要求临床护士更注重各种患者的心理感受并能够采用相应的交流技巧去应对患者的感受,以利于患者身心健康的恢复。护理工作不仅把人看成一个由各器官组成的有机体进行医疗性照顾,还要体现人的整体性,这种整体性不只体现在机体各个系统之间的协调关系上,还体现在机体的心理、生理状态与周围社会、环境变化的适应性上。

二、老人、慢性病及癌症患者的护理

由于生活水平的提高、医疗科技的进步,人类寿命普遍延长,人口老龄化已经成为全人类关注的焦点。而社会文明和环境污染的影响,使慢性病、癌症患者与日俱增。这些不但给家庭赡养老人、照顾慢性病患者和癌症患者带来巨大的压力,同时也会给这类特殊人群增加孤独感与无所适从感。因而,重视对老年人、慢性病及癌症患者的护理,摸索出一套针对这类特殊人群有实用价值的护理方案,从而分别将他们集中进行临床护理,也是现代临床护理的新趋势。它不但可以减轻社会的负担,同时也在提高这类人群生活质量、促进其康复上起到促进作用。

三、重视临终关怀,提高生活质量

患者已接受治疗性或姑息性治疗而病情无明显改善,或发现病灶时间太晚及诊断太迟而错过治疗的有效时机,此时患者虽意识清晰,但由于病情加速恶化,种种迹象已表示生命即将终结,这一段时期一般在去世前的3～6个月,通常称为临终。

(一)临终患者的护理要点

1.提供安全、舒适的生活条件

根据临终患者的生理特征,护士要给患者极大的关心,为患者提供干爽、空气流通好、清洁的生活环境。

2.控制生理症状

(1)为患者提供易于消化的食物,适当协助患者作肢体锻炼。

(2)根据患者的实际情况给予相应的治疗措施,如呼吸困难者给予吸氧。

(3)止痛:在患者无法忍受疼痛时,医护人员要想办法帮助止痛。

3.加强与临终患者的沟通,减少其心理上的不适

恰到好处地与临终患者沟通,减少其孤独、恐惧,让他们不消极地等待死亡的到来,而是到生命的最后都保持积极向上的生活态度。

(二)临终患者的安乐死

安乐死意为“无痛苦的幸福死亡”或“无痛苦致死术”。是指患者有不治之

症、在危重临终状态时，由于精神与躯体的痛苦，在本人及家属的要求下，经过医师认可，用人为的方法使患者在无痛苦的状态下度过临终阶段而终结生命的全过程。

医务人员对待安乐死要持慎重态度，社会对安乐死的认识受风俗习惯、传统文化、文明程度等诸多因素的影响，在没有对安乐死进行立法前，不得随意执行安乐死。安乐死不只是一个医学问题，更是一个复杂的社会问题，临床护理人员应该深刻理解安乐死的意义。

对于临终患者要加以关怀和爱护，精心护理他们，满足他们的最后愿望，通过护理活动给予临终者家属安慰，使患者安心地、无痛苦地去世。

四、重视护理教育，培养专科护士

(一)我国专科护理的现状

由于医疗分科越来越细，每一位医学专家的研究范围越来越小，而对此一极小范围的学问愈钻愈深，此时，护理也随之出现临床护理专家。专科护师不但要掌握基础护理的各项技能，还要熟悉所在专科的特殊护理要求，不同的专科护理对专科护师有不同的要求，如 ICU 的护士要能熟悉各种监护仪的使用，并且能够观察和分析所监测到的结果，骨髓移植监护室的护士则更强调患者接受移植后预防感染的护理。在同一个专科也有不同疾病的患者，这些都为临床专科护士的理论与实践水平提出了更高要求。

在党和国家的关怀下，护理教育正蒸蒸日上，目前我国护理教育的方向是发展专科教育，稳定本科教育，萎缩中专教育，扩大研究生教育，这一举措势必为临床护理输注更多、更优秀的护理人才，让他们在临床实践中逐步成长为专科护师。

(二)临床专科护理师的培养途径

1.学校教育中的后期分流

护生在校学习早期，学习各门医学基础及临床护理课程。全面扎实的医学基础知识及社会学方面的知识，是一个优秀的临床专科护理师的基础，学校教育的后期，根据护生的性格、兴趣与特长，进行专科教育，见习期间进行专科培养。

2.在职培养

护理是一门实用型的学科，光有理论知识而缺乏实践的经历是远远不够的，因而，在职培养是学校教育的继续和发展。在职培养中，一方面要有经验丰富的专科护师对新来护士进行帮助与指导；另一方面，专科护师还要根据所学的各专科知识,合理发展专科思想,积极积累经验,为将自己培养成优秀的专科护理师打下基础,也为培养后来的临床护师做好准备。

3.研究生教育进一步深造

临床专科护师要对本专科的护理有独到见解,专科护理研究生的培养,将为临床专科护理输注高等的管理、科研及教育人才。

4.国际合作的联合培养

目前我国护理水平还处于相对落后的水平,加强国际合作,学习国际上专科护理的经验,结合我国临床实际,培养出符合中国国情的专科护士。

护理理论

第一节　系统理论

系统论是研究系统的模式、性能、行为和规律的一门科学。它为人们认识各种系统的组成、结构、性能、行为和发展规律提供了一般方法论的指导。系统论的创始人是美籍奥地利理论生物学家和哲学家路德维格·贝塔朗菲。系统是由若干相互联系的基本要素构成的,它是具有确定的特性和功能的有机整体。世界上的具体系统是纷繁复杂的,必须按照一定的标准,将千差万别的系统分门别类,以便分析、研究和管理,如教育系统、医疗卫生系统、宇航系统、通信系统等。如果系统与外界或它所处的外部环境有物质、能量和信息的交流,那么这个系统就是一个开放系统,否则就是一个封闭系统。护理专业既是一个封闭的系统又是一个开放的系统。

一、系统论概述

系统概念中常见的关键名词有:开放系统与封闭系统;输入、输出及反馈;微观与宏观。所谓开放系统是指能与环境进行能量交换,可重建或破坏其原有组合,在过程中有输入和输出。在这种状态下,开放系统可以达到一种瞬间独立的状态,称之为稳定状态。因此,人是一个开放系统,开放系统会对环境中的外来刺激做出反应,对于环境的侵入刺激,可产生组织上的改变。封闭系统的定义是一个与环境没有任何物质、信息和能量交换之系统。人有时在行为表现上也有封闭系统的倾向。封闭系统是相对的、暂时的,绝对的封闭系统是不存在的。开放系统具有自我调控能力。

人们研究和认识系统的目的之一,就在于有效地控制和管理系统。控制论则为人们对系统的管理和控制提供了一般方法论的指导,它是数学、自动控制、电子技术、数理逻辑、生物科学等学科和技术相互渗透而形成的综合性科学。根据系统论的观点，护理的服务对象是人，是一个系统，由生理、心理、社会、精神、文化等部分组成，同时人又是自然和社会环境中的一部分。人的内部各系统之间，以及人与外部环境中各种系统间都相互作用和影响。人的健康是内环境的稳定，及内环境与外环境间的适应和平衡。系统论为护理学提供了人、环境和健康为整体的理论基础。

系统论对护理实践具有重要的指导作用，促进了整体护理思想的形成，是护理程序的理论框架，作为护理理论或模式发展的框架，为护理管理者提供理论依据。许多护理理论家应用系统论的观点，发展了护理理论或模式，如纽曼（Neuman）的系统模式，罗伊（Roy）的适应模式等，这些理论模式又为护理实践提供了科学的理论指导，也为护理科研提供了理论框架和假设的理论依据。

医院护理管理系统是医院整体系统的一个子系统，与其他子系统（如医疗、行政、后勤等）和医院整体系统相互联系、相互作用和相互制约。因此，护理管理者在实施管理过程中应运用系统方法，调整各部门关系，不断优化系统结构，得到医院行政领导、医疗和后勤等部门的支持和配合，使之协调发展，高效运行，为病患提供高质量的护理服务。

罗杰斯在 1970 年根据人类学、社会学、天文学、宗教学、哲学、历史学等知识，提出了一个护理概念结构。由于人是护理的中心，其概念结构也就着眼于人，并且以一般系统理论为基础。她把人描述为一个协调的整体，人的生命过程是一个动态的过程，并且是一个持续的、有创新的、进化的、具有高度差异的和不断变换形态的过程，所以罗杰斯护理理论被称为生命过程模式。

护理程序是一个开放系统，构成系统的要素有患者、护士、其他医务人员及医疗设备、药物等。这些要素通过相互作用和与环境的相互作用，给予护理对象计划性、系统、全面整体的护理，使其恢复或增进健康。护理程序系统运行过程包括评估、诊断、计划、实施、评价 5 个步骤。其中护理评估是护理程序的首要环节，而且贯穿在护理活动的全过程。护理评估的科学性直接影响护士对病情的正确判断和护理措施的制订，全面正确的评估是保证高质量护理的先决条件，所以护理评估在护理工作中起到了灵魂的作用。在护理程序中的评估部分，应收集所有个人和环境的有关情况，由于我们的测量手段和收集资料的工具有限，因此所收集的资料常是孤立或局限的，但分析资料应能反映全面情况，所以需要补提问题和从收集的资料中寻求反应。在用生命过程模式理论评估患者时，可使用动态原则做指导以预测个体发展的性质与方向，这样可使护理工作促进人与环境间的融洽结合,加强人能量场的力量及整体性。以及改进人和环境场的型式以实现最佳健康状态。

罗杰斯生命过程模式的主要内容如下。

(一)4个主要概念

1.人

人是一个有组织、有独特形态的能量场,在与环境能量场不断地进行物质和能量的交换中,导致人与环境不断更换形态,因而增加了人的复杂性和创新性。人的行为包括生理、心理、社会、文化和精神等属性,并按不可分割的整体性反映整个人。

2.环境

环境包括个体外界存在的全部形态,是四维能量场,与人能量场一样具有各种形态和整体性,并且是一个开放系统。

3.健康

健康不是一种静止的状态,健康是形态的不断创新和复杂性的增加。健康和疾病都是有价值的,而且是不可分离的,是生命过程的连续表达方式。

4.护理

护理是一种艺术和科学,它直接服务于整体的人。帮助个体利用各种条件加强人与环境的关系,使人的整体性得到提高。维持健康、促进健康、预防与干预疾病以及康复都属护理的范畴。

(二)生命过程的四个基本特征

1.能量场

能量场是生命体和非生命体的基本单位,是对有生命的和无生命的环境因素的统一概念,具有变化的动态的内在能力,能量场是无界限的,又是不可分割的,并可延伸至无穷大。它分为人场和环境场。人场是统一整体的人,是由整体所特有的形态和表现特征确定,具备部分知识是不能对人场这个整体做出预测。环境场由形态确定,且与人场进行整合,每个环境场对于每个人场来说都是特定的。人场和环境场都在不断地、创新地变化,两者没有明确的界限。

2.开放性

人场和环境场处于持续的相互作用过程,两者之间有能量流动,没有界限,没有障碍能阻碍能量的流动。

3.形态

形态是一个能量场的突出特征,能量场之间的交换有一定的形态,是以“单波”的形式传播。这些形态不是固定的，而是随情景需要而变化。具体来说，形态通过能量场的行为、品质和特征来表现，不断形成新的形态的动态过程称为塑型，即不断创新的过程，使能量场持续表现出各种新的形态。在护理领域，护士的主要任务是进行健康塑型，即帮助患者在知情的情况下参与治疗和护理，促进统一体向健康的方向发展。

4.全方位性

能量场的交换是一个非线性范畴，不具备空间的或时间的属性，体现了能量场的统一性和无限性。

（三）生命过程的体内动态原则

1.整体性

整体性是指人场和环境场之间的持续的、共有的、同时进行的互动过程。由于人类与其环境的不可分离性，因此在生命过程中的系列变化就是他们互动中出现的持续修正。在两个统一体之间长期进行的相互作用和相互变化中，双方也同时进行着塑造。

2.共振性

共振性是对于人场与环境场之间出现的变化性质而言，而人场与环境场的形态变化则是通过波动来传播。人的生命过程可以比作各种不同频率、有节奏的波组成的交响乐，人类对环境的体验是他们在和世界进行结合时的一种共振波。共振性是人场和环境场的特征，其波动形态表现为自低频长波至高频短波的持续变化。

3.螺旋性

螺旋性指的是人场与环境场之间所发生变化的方向。此原则是说明人与环境变化的性质和方向是以不断创新和必然性为特征，是沿着时间—空间连续体呈螺旋式纵轴前进的。在人场与环境场之间进行互动时，人与环境的形态差别不断增加。但其节奏不会重复，如人的形态不会重复，而是以更复杂的形式再现。因而在生命过程中出现的系列变化就成为不断进行重新定型、逐渐趋向复杂化的一个单向性现象，并对达到目的有一定必然性的过程。总之，体内动态原则是从整体来看人的一种方法。整体性体现了人场和环境场发生相互作用的可能性；共振性是指它们发生了相互作用；而螺旋性是相互作用的结果和表现形式。

二、系统论在护理实践中的应用

罗杰斯认为，个体与环境不断地互相交换物质、信息和能量，环境是指个体以外的所有因素，两者之间经常交换使双方都具有开放系统的特点。在应用生命过程模式理论对患者进行护理评估时，所收集的资料应体现体内动态原则，主要是了解在不同实践阶段，环境是如何影响人的行为形态。护理评估是对整体的人，而不是对某一部分情况的评估，是对个人的健康与潜在健康问题的评估，而不是对疾病过程的评估。

第二节 自理理论

奥瑞姆是美国著名的护理理论学家之一。她在长期的临床护理、教育、护理管理及研究中，形成和完善了自理模式。强调护理的最终目标是恢复和增强人的自护能力，对护理实践有着重要的指导作用。

一、自理理论概述

奥瑞姆的自理模式主要包括自理理论、自理缺陷理论和护理系统理论。

(一)自理理论

每个人都有自理需要，而且因不同的健康状况和生长发育的阶段而不同。自理理论包括自我护理、自理能力、自理的主体、治疗性自理需要和自理需要5个主要概念。

(1)自我护理是个体为维持自身的结构完整和功能正常，维持正常的生长发育过程，所采取的一系列自发的调节行为。人的自我护理活动是连续的、有意义的。完成自我护理活动需要智慧、经验和他人的指导与帮助。正常成人一般可以进行自我护理活动，但是婴幼儿和那些不能完全自我护理的成人则需要不同程度的帮助。

(2)自理能力是指人进行自我护理活动的能力，也就是从事自我照顾的能力。自理能力是人为了维护和促进健康及身心发展进行自理的能力，是一个趋于成熟或已成熟的人的综合能力。人为了维持其整体功能正常，根据生长发育的特点和健康状况，确定并详细叙述自理需要，进行相应的自理行为，满足其特殊需要，比如人有预防疾病和避免损伤的需要，在患病或受损伤后，有减轻疾病或损伤对身心损害的需要。奥瑞姆认为自理能力包括10个主要方面。①重视和警惕危害因素的能力：关注身心健康，有能力对危害健康的因素引起重视，建立自理的生活方式。②控制和利用体能的能力：人往往有足够的能量进行工作和日常生活，但疾病会不同程度地降低此能力，患病时人会感到乏力，无足够的能量进行肢体活动。③控制体位的能力：当感到不适时，有改变体位或减轻不适的能力。④认识疾病和预防复发的能力：患者知道引发疾病的原因、过程、治疗方法以及预后，有能力采取与疾病康复和预防复发相关的自理行为，如改善或调整原有的生活方式，避免诱发因素、遵医嘱服药等。⑤动机：是指对疾病的态度。如积极对待疾病，患者有避免各种危险因素的意向或对恢复工作回归社会有信心等。⑥对健康问题的判断能力：当身体健康出现问题时，能做出决定，及时就医。⑦学习和运用与疾病治疗和康复相关的知识和技能的能力。⑧与医护人员有效沟通，配合各项治疗和护理的能力。⑨安排自我照顾行为的能力，能解释自理活动的内容和益处，并合理安排自理活动。⑩从个人、家庭和社会各方面，寻求支持和帮助的能力。

(3)自理的主体：是指完成自我护理活动的人。在正常情况下，成人的自理主体是本身，但是儿童、患者或残疾人等的自理主体部分是自己、部分为健康服务者或是健康照顾者如护士等。

(4)治疗性自理需要：指在特定时间内，以有效的方式进行一系列相关行为以满足自理需要，包括一般生长发育的和健康不佳时的自理需要。

(5)自理需要：为了满足自理需要而采取的所有活动，包括一般的自理需要、成长发展的自理需要和健康不佳的自理需要。

一般的自理需求：与生命过程和维持人体结构和功能的整体性相关联的需求：①摄取足够的空气、水和食物；②提供与排泄有关的照料；③维持活动与休息的平衡；④维持孤独及社会交往的平衡；⑤避免对生命和健康有害因素；⑥按正常规律发展。

发展的自理需求：与人的成长发展相关的需求。不同的发展时期有不同的需求，有预防和处理在成长过程中遇到不利情况的需求。

健康不佳时的自理需求：个体在身体结构和功能、行为和日常生活习惯发生变化时出现的自理需求。包括：①及时得到治疗；②发现和照顾疾病造成的影响；③有效地执行诊断、治疗和康复方法；④发现和照顾因医护措施而引起的不适和不良反应；⑤接受并适应患病的事实；⑥学习新的生活方式。

(6)基本条件因素：反映个体特征及生活状况的一些因素包括年龄、健康状况、发展水平、社会文化背景、健康照顾系统、家庭、生活方式、环境和资源等。

（二）自理缺陷理论

自理缺陷是奥瑞姆理论的核心，是指人在满足其自理需要方面，在质或量上出现不足。当自理需要小于或等于自理主体的自理能力时，人就能进行自理活动。当自理主体的自理能力小于自理需要时，就会出现自理缺陷。这种现象可以是现存的，也可以是潜在的。自理缺陷包括两种情况：①当自理能力无法全部满足治疗性自理需求时，即出现自理缺陷；②照顾者的自理能力无法满足被照顾者的自理需要。自理缺陷是护理工作的重心，护理人员应与患者及其家属进行有效沟通，保持良好的护患关系，以确定如何帮助患者，与其他医疗保健专业人士和社会教育性服务机构配合，形成一个帮助性整体，为患者及其家属提供直接帮助。

（三）护理系统理论

护理系统是在人出现自理缺陷时护理活动的体现，是依据患者的自理需要和自理主体的自理能力制订的。

护理力量是受过专业教育或培训的护士所具有的护理能力。既了解患者的自理需求及自理力量，并做出行动、帮助患者，通过执行或提高患者的自理力量来满足治疗性自理需求。

护理系统也是护士在护理实践中产生的动态的行为系统，奥瑞姆将其分为3个系统：即全补偿护理系统、部分补偿系统、辅助教育系统。各护理系统的适用范围、护士和患者在各系统中所承担的职责如下所述。

1.全补偿护理系统

患者没有能力进行自理活动；患者神志和体力上均没有能力；神志清楚，知道自己的自理需求，但体力上不能完成；体力上具备，但存在精神障碍无法对自己的自理需求做出判断和决定，对于这些患者需要护理给予全面的帮助。

2.部分补偿护理系统

满足治疗性自理需求既需要护士提供护理照顾，也需要患者采取自理行动。

3.辅助-教育系统

患者能够完成自理活动，同时也要求其完成；需要学习才能完成自理，没有帮助就不能完成。护士通过对患者提供教育、支持、指导，提高患者的自理能力。

这3个系统类似于我国临床护理中一直沿用至今的分级护理制度，即特级和一级护理、二级护理和三级护理。

奥瑞姆理论的特征：其理论结构比较完善而有新意；相对简单而且易于推

广;奥瑞姆的理论与其他已被证实的理论、法律和原则也是一致的;奥瑞姆还强调了护理的艺术性及护士应具有的素质和技术。

二、自理理论在护理实践中的应用

奥瑞姆的自理理论被广泛应用在护理实践中,她将自理理论与护理程序有机地联系在一起,通过设计好的评估方法和工具评估患者的自理能力及自理缺陷,以帮助患者更好地达到自理。她将护理程序分为以下3步。

(一)评估患者的自理能力和自理需要

在这一步中,护士可以通过收集资料来确定病种存在哪些自理缺陷以及引起自理缺陷的原因,评估患者的自理能力与自理需要,从而确定患者是否需要护理帮助。

1.收集资料

护士收集的资料包括患者的健康状况,患者对自身健康的认识,医师对患者健康的意见,患者的自理能力,患者的自理需要等。

2.分析与判断

在收集自理能力资料的基础上,确定以下问题:①患者的治疗性自理需要是什么;②为满足患者的治疗性自理需求,其在自理方面存在的缺陷有哪些;③如果有缺陷,由什么原因引起的;④患者在完成自理活动时具备的能力有哪些;⑤在未来一段时间内,患者参与自理时具备哪些潜在能力,如何制订护理目标。

(二)设计合适的护理系统

根据患者的自理需要和能力,在完全补偿系统、部分补偿系统和支持—教育系统中选择一个合适的护理系统,并依据患者智力性自理需求的内容制订出详细的护理计划,给患者提供生理和心理支持及适合于个人发展的环境,明确护士和患者的角色功能,以达到促进健康、恢复健康、提高自理能力的目的。

(三)实施护理措施

根据护理计划提供适当的护理措施,帮助和协调患者恢复和提高自理能力,满足患者的自理需求。

第三节 适应理论

卡利斯塔·罗伊是美国护理理论家，她提出了适应模式。罗伊对适应模式的研究始于1964年，她分析并创造性地运用了一般系统理论，行为系统模式、适应理论、压力与应激理论、压力与应对模式以及人类基本需要理论的有关理论观点从而构建了罗伊适应模式。

一、适应理论概述

(一)罗伊适应模式的假设

该理论主要源于系统论、整体论、人性论和赫尔森适应理论的哲学观点：人是具有生物、心理和社会属性的有机整体，是一个适应系统。在系统与环境间存在着持续的信息、物质与能量的交换；人与环境间的互动可以引起自身内在或者外部的变化，而人在这变化环境中必须保持完整性，因此每个人都需要适应。

(二)罗伊适应模式的主要概念

1.刺激

来自外界环境或人体内部的可以引起反应的一个信息、物质或能量单位。

(1)主要刺激：指当时面对的需要立即适应的刺激，通常是影响人的一些最大的变化。

(2)相关刺激：所有内在的或外部的对当时情境有影响的刺激，这些刺激是可观察到的、可测量的，或由本人主动诉说的。

(3)固有刺激：原有的、构成本人特征的刺激，这些刺激与当时的情境有一定关联，但不易观察到及客观测量到。如：某患者因在室外高温下工作引起心肌缺氧，出现胸痛。其中主要刺激是心肌缺氧；相关刺激是高温、疼痛感、患者的年龄、体重、血糖水平和冠状动脉的耐受程度等；固有刺激是吸烟史和与其职业有关的刺激。

2.适应水平

人对刺激以正常的努力进行适应性反应的范围。每个人的反应范围都是不同的；受各人应对机制的影响而不断变化。

(三)罗伊的适应模式

罗伊的适应模式是以人是一个整体性适应系统的理论观点为理论构架的。

应用应对机制来说明人作为一个适应系统面临刺激时的内在控制过程。适应系统的内在控制过程，也就是应对机制，包括生理调节和心理调节。①生理调节：是遗传的，机体通过神经-化学物质-内分泌途径进行应答。②心理调节：则是后天习得的，机体通过感觉、加工、学习、判断和情感等复杂的过程进行应答。

生理调节和心理调节作用于效应器（即生理功能、自我概念、角色功能及相互依赖），形成 4 种相应的适应方式。①生理功能：氧合功能、营养、排泄、活动与休息、皮肤完整性、感觉、体液、电解质与酸碱平衡、神经与内分泌功能等。②自我概念：个人在特定时间内对自己的看法与感觉，包括躯体自我与个人自我两部分。③角色功能方面：描述个人在社会中所承担角色的履行情况，分为 3 级，一级角色与机体的生长发育有关；二级角色来源于一级角色；三级角色由二级角色衍生出来。④相互依赖：陈述个人与其重要关系人及社会支持系统间的相互关系。

罗伊认为护理是一门应用性学科，她通过促进人与环境的互动来增进个体或人群的整体性适应。强调护理的目标是：①促进适应性反应，即应用护理程序促进人在生理功能、自我概念、角色功能及相互依赖这四方面对健康有利的反应。②减少无效性反应：护理活动是以健康为目标，对作用于人的各种刺激加以控制以促进适应反应；扩展个体的适应范围，使个人能耐受较大范围的刺激。罗伊对健康的认识为处于和成为一个完整的和全面的人的状态和过程。人的完整性则表现为有能力达到生存、成长、繁衍、主宰和自我实现；健康也是人的功能处于对刺激的持续适应状态，健康是适应的一种反映。罗伊认为环境是围绕着和作用于人的和群体的发展和行为的所有情况、事实和影响。环境主要来自人内部和环绕于人周围的一些刺激；环境中包含主要刺激、相关刺激和固有刺激。

二、罗伊适应模式在护理中的应用

罗伊的适应模式是目前各国护理工作者广泛运用的护理学说。它从整体观点出发，着重探讨了人作为一个适应系统面对环境中各种刺激的适应层面与适应过程。为增进有效适应护理应不失时机地对个体的适应问题以及引起问题产生的刺激因素加以判断和干预，从而促进人在生理功能、自我概念、角色功能与社会关系方面的整体性适应，提高健康水平。

适应模式一经提出便博得护理界广为关注和极大兴趣，广泛应用于护理教育、研究和临床护理中。在护理教育中，先后被多个国家用作护理本科课程，高级文凭课程的课程设置理论框架。应用该模式为框架课程设置模式有 3 个优点:①使学生明确护理的目的就是要促进和改善不同健康或疾病状态下的人在生理功能、自我概念、角色功能和相互依赖 4 个方面的适应能力与适应方法;②体现了有别于医学的护理学课程特色,便于分析护理学课程与医学课程的区别与联系;③有利于学生验证理论和发展对理论价值的分析和洞悉能力。

在科研方面,适应模式被用于多个护理定性和定量研究的理论框架,例如,患者及其家属对急、慢性疾病适应水平与适应方式的描述性研究,吸毒妇女在寻求帮助方面的适应性反应,手术患者家属的需求,丧偶的适应过程研究等。

在临床护理实践中,适应模式在国外已用于多种急、慢性疾病患者的护理,包括哮喘、慢性阻塞性肺部疾病、心肌梗死、肝病、肾病、癌症等,同时,此模式也用于指导康复护理、家庭和社区护理。近年来,在我国也有相关的文献报道,应用适应模式对乳腺癌患者进行护理等。

根据适应模式,罗伊将护理的工作方法分为 6 个步骤:一级评估、二级评估、护理诊断、制订目标、干预和评价。

(一)一级评估

一级评估是指收集与生理功能、自我概念、角色功能和相互依赖有关的行为,又称为评估。通过一级评估,护士可以确定患者的行为是适应性反应还是无效性反应。

(二)二级评估

二级评估是对影响患者行为的三种刺激因素的评估,具体内容如下。

1.主要刺激

主要刺激是对当时引起反应的主要原因的评估。

2.相关刺激

相关刺激包括吸烟、药物、饮酒、生理功能、自我概念、角色功能、相互依赖、应对机制及方式、生理及心理压力、社交方式、文化背景及种族、信仰、社会文化经济环境、物理环境、家庭结构及功能等。

3.固有刺激

固有刺激包括遗传、性别、信仰、态度、生长发育的阶段、特性及社会文化方面的其他因素。

通过二级评估,可以帮助护士明确引发患者无效性反应的原因。

(三)护理诊断

护理诊断是对个体适应状态的陈述或诊断,护士通过一级评估和二级评估,可明确患者的无效反应及其原因，进而推断出护理问题或护理诊断。

（四）制订目标

目标是对患者经过护理干预后达到的行为结果的陈述，包括短期目标和长期目标。制订目标时护士应注意一定以患者的行为反应为中心，尽可能与患者及其家属共同制订并尊重患者的选择，且制订可观察、可测量和可达到的目标。

（五）护理干预

干预是护理措施的制订和落实，罗伊认为护理干预可以通过控制或改变各种作用与适应系统的刺激，使其全部作用于个体适应范围内，控制刺激的方式有消除刺激，增强刺激，减弱刺激或改变刺激，干预也可着重于提高个体的应对能力，扩大适应的范围，尽量使全部刺激作用于适应范围以内，以促进适应性反应。

（六）护理评价

在此过程中，护士应将干预后患者的行为改变与目标行为相比较，既定的护理目标是否达到，衡量其中差异，找出未达到的原因，根据评价结果再调整，并进一步计划和采取措施。

护理程序

第一节 概 述

护理程序是一种系统而科学地安排护理活动的工作方法，目的是确认和解决护理对象对现存或潜在健康问题的反应。是指在护理服务活动中，通过一系列有目的、有计划、有步骤的行动，为护理对象提供生理、心理、社会、文化及发展的整体护理。

一、护理程序的特征

护理程序作为护理人员照顾护理对象的独特工作方法，具有以下几个方面的特征。

（一）个体性

根据患者的具体情况和需求设计护理活动，满足不同的需求。

（二）目标性

以识别及解决护理对象的健康问题，以及对健康问题的反应为特定目标，全面计划及组织护理活动。

（三）系统性

以系统论为理论框架，指导护理工作的各个步骤系统而有序地进行，每一项护理活动都是系统中的一个环节，保证了护理活动的连续性。

（四）连续性

不限于某特定时间，而是随着护理对象反应的变化随时进行。

（五）科学性

综合了现代护理学的理论观点和其他学科的相关理论，如控制论、需要论等学说。

(六)互动性

在整个过程中，护理人员与护理对象、同事、医师及其他人员密切合作，以全面满足服务对象的需要。

(七)普遍性

护理程序适合在任何场所、为任何护理服务对象安排护理活动。

二、护理程序的理论基础

护理程序在现代护理理论基础上产生，通过一系列目标明确的护理活动为服务对象的健康服务，可作为框架运用到面向个体、家庭和社区的护理工作中。相关的理论基础主要包括系统论、需要层次论、生长发展理论、应激适应理论、沟通理论等，具体见表 3-1。

表 3-1 护理程序的理论基础与应用

理论	应用
一般系统理论	理论框架、思维方法、工作方法
需要层次论	指导分析资料、提出护理问题
生长发展理论	制订计划
应激适应理论	确定护理目标、评估实施效果
沟通理论	收集资料、实施计划、解决问题过程

三、护理程序的步骤

护理程序由评估、诊断、计划、实施和评价 5 个步骤组成，这 5 个步骤之间相互联系，互为影响(图 3-1)。

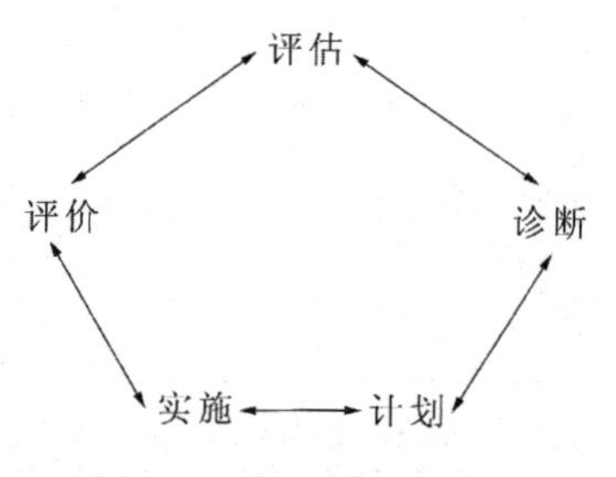

图 3-1 护理程序模式图

(1)护理评估：是护理程序的第一步，收集护理对象生理、心理、社会方面的健康资料并进行整理，以发现和确认服务对象的健康问题。

(2)护理诊断:在评估基础上确定护理诊断,以描述护理对象的健康问题。

(3)护理计划:对如何解决护理诊断涉及的健康问题做出决策,包括排列护理诊断顺序、确定预期目标、制订护理措施和书写护理计划。

(4)护理实施:即按照护理计划执行护理措施的活动。

(5)护理评价:即将护理对象对护理的反应与预期目标进行比较,根据预期目标达到与否,评定护理计划实施后的效果。必要时,应重新评估服务对象的健康状况,引入护理程序的下一个循环。

第二节 护理评估

护理评估是有目的、有计划、有步骤地收集有关护理对象生理、心理、社会文化和经济等方面的资料,对此进行整理与分析,以判断服务对象的健康问题,为护理活动提供可靠的依据。具体包括收集资料、整理资料和分析资料三部分。

一、收集资料

(一)资料的来源

1.直接来源

护理对象本人,是第一资料来源也是主要来源。

2.间接来源

(1)护理对象的重要关系人,也就是社会支持性群体,包括亲属、关系亲密的朋友、同事等。

(2)医疗活动资料,如既往实验室报告、出院小结等健康记录。

(3)其他医护人员、放射医师、化验师、药剂师、营养师、康复师等。

(4)护理学及其他相关学科的文献等。

(二)资料的内容

在收集资料的过程中,各个医院均有自己设计的收集资料表,无论依据何种框架,基本内容主要包括一般资料、生活状况及自理程度、健康检查及心理社会状况等。

1.一般资料

包括患者姓名、性别、出生日期、出生地、职业、民族、婚姻、文化程度、住址等。

2.现在的健康状况

包括主诉、现病史、入院方式、医疗诊断及目前用药情况，目前的饮食、睡眠、排泄、活动、健康管理等日常生活形态。

3.既往健康状况

包括既往史、创伤史、手术史、家族史、有无过敏史、有无传染病，既往的日常生活形态、烟酒嗜好，女性还包括月经史和婚育史。

4.护理体检

包括体温、脉搏、呼吸、血压、身高、体重、生命体征、各系统的生理功能及有无疼痛、眩晕、麻木、瘙痒等，有无感觉(视觉、听觉、嗅觉、味觉、触觉)异常，有无思维活动、记忆能力等障碍等认知感受形态。

5.实验室及其他辅助检查结果

包括最近进行的辅助检查的客观资料，如实验室检查、X线、病理检查等。

6.心理方面的资料

包括对疾病的认知和态度、康复的信心，病后情绪、心理感受、应对能力等变化。

7.社会方面的资料

包括就业状态、角色问题和社交状况；有无重大生活事件，支持系统状况等；有无宗教信仰；享受的医疗保健待遇等。

(三)资料的分类

1.按照资料的来源划分

包括主观资料和客观资料。主观资料指患者对自己健康问题的体验和认识，包括患者的知觉、情感、价值、信念、态度、对个人健康状态和生活状况的感知。主观资料的来源可以是患者本人，也可以是患者家属或对患者健康有重要影响的人。客观资料指检查者通过观察、会谈、体格检查和实验等方法得到的或被检测出的有关患者健康状态的资料。客观资料的获取是否全面和准确主要取决于检查者是否具有敏锐的观察能力及丰富的临床经验。

当护士收集到主观资料和客观资料后，应将两方面的资料加以比较和分析，可互相证实资料的准确性。

2.按照资料的时间划分

包括既往资料和现时资料。既往资料是指与服务对象过去健康状况有关的资料，包括既往病史、治疗史、过敏史等。现时资料是指与服务对象现在发生疾病有关的状况，如现在的体温、脉搏、呼吸、血压、睡眠状况等。

护士在收集资料时，需要将既往资料和现时资料结合起来分析。

(四)收集资料的方法

1.观察

观察是指护理人员运用视、触、叩、听、嗅等感官获得患者、家属及患者所处环境的信息并进行分析判断,是收集有关服务对象护理资料的重要方法之一。观察贯穿在整个评估过程中,可以与交谈同时进行。护士应及时、敏锐、连续的对服务对象进行观察,如患者出现面容痛苦、强迫体位,就提示患者是否有疼痛,由此进一步询问持续时间、部位、性质等。观察作为一种技能,护理人员在实践中需要不断培养和锻炼,以期得到发展和提高。

2.交谈

护患之间的交谈是一种有目的的医疗活动,使护理人员获得有关患者的资料和信息。一般可分为两种。

(1)正式交谈:是指事先通知患者,有目的、有计划的交谈,如入院后的采集病史。

(2)非正式交谈:是指护士在日常护理工作中与患者随意自然的交谈,不明确目的,不规定主题、时间,是一种"开放式交流",以便及时了解到服务对象的真实想法和心理反应。

交谈时护士应注意沟通技巧的运用,对一些敏感性话题应注意保护患者的隐私。

3.护理体检

护理人员运用体检技能,为护理对象进行系统的身体评估,获取与护理有关的生命体征、身高、体重等,以便收集与护理诊断、护理计划有关的患者方面的资料,及时了解病情变化和发现护理对象的健康问题。

4.阅读

包括查阅护理对象的医疗病历(门诊和住院)、各种护理记录及实验室和辅助检查结果,以及有关文献等。也可以用心理测量及评定量表对服务对象进行心理社会评估。

二、整理资料

为了避免遗漏和疏忽相关和有价值的资料,得到完整全面的资料,常依据某个护理理论模式设计评估表格,护理人员依据表格全面评估,整理资料。

(一)按戈登功能性健康形态整理分类

1.健康感知-健康管理形态

指服务对象对自己健康状态的认识和维持健康的方法。

2.营养代谢形态

包括食物的利用和摄入情况。如对营养、液体、组织完整性、体温调节及生长发育等的需求。

3.排泄形态

主要指肠道、膀胱的排泄状况。

4.活动-运动形态

包括运动、活动、休闲与娱乐状况。

5.睡眠-休息形态

指睡眠、休息及精神放松的状况。

6.认知-感受形态

包括与认知有关的记忆、思维、解决问题和决策,以及与感知有关的视、听、触、嗅等功能。

7.角色-关系形态

家庭关系、社会中角色任务及人际关系的互动情况。

8.自我感受-自我概念形态

指服务对象对于自我价值与情绪状态的信念与评价。

9.性-生殖形态

主要指性发育、生殖器官功能及对性的认识。

10.应对-压力耐受形态

指服务对象压力程度、应对与调节压力的状况。

11.价值-信念形态

指服务对象的思考与行为的价值取向和信念。

(二)按马斯洛需要层次进行整理分类

1.生理需要

体温 39 ℃、心率 120 次/分、呼吸 32 次/分、腹痛等。

2.安全的需要

对医院环境不熟悉、夜间睡眠需开灯、手术前精神紧张、走路易摔倒等。

3.爱与归属的需要

患者害怕孤独、希望有亲友来探望等。

4.尊重与被尊重的需要

如患者说"我现在什么事都不能干了""你们应该征求我的意见"等。

5.自我实现的需要

担心住院会影响工作、学习，有病不能实现自己的理想等。

(三)按北美护理诊断协会的人类反应形态分类

1.交换

包括营养、排泄、呼吸、循环、体温、组织的完整性等。

2.沟通

主要指与人沟通交往的能力。

3.关系

指社交活动、角色作用和性生活形态。

4.价值

包括个人的价值观、信念、宗教信仰、人生观及精神状况。

5.选择

包括应对能力、判断能力及寻求健康所表现的行为。

6.移动

包括活动能力、休息、睡眠、娱乐及休闲状况、日常生活自理能力等。

7.知识

包括自我概念、感知和意念；包括对健康的认知能力、学习状况及思考过程。

8.感觉

包括个人的舒适、情感和情绪状况。

三、分析资料

(一)检查有无遗漏

将资料进行整理分类之后，应仔细检查有无遗漏，并及时补充，以保证资料的完整性及准确性。

(二)与正常值比较

收集资料的目的在于发现护理对象的健康问题。因此护士应掌握常用的正常值，将所收集到的资料与正常值进行比较，并在此基础上进行综合分析，以发现异常情况。

(三)评估危险因素

有些资料虽然目前还在正常范围，但是由于存在危险因素，若不及时采取预防措施，以后很可能会出现异常，损害服务对象的健康。因此，护士应及时收集资料评估这些危险因素。

护理评估通过收集服务对象的健康资料，对资料进行组织、核实和分析，确认服务对象对现存的或潜在的健康问题或生命过程的反应，为做出护理诊断和进一步制订护理计划奠定了基础。

四、资料的记录

（一）原则

书写全面、整洁、简练、流畅，客观资料运用医学术语，避免使用笼统、模糊的词，主观资料尽量引用护理对象的原话。

（二）记录格式

根据资料的分类方法，根据各医院，甚至各病区的特点自行设计，多采用表格式记录。与患者第一次见面收集到的资料记录称入院评估，要求详细、全面，是制订护理计划的依据，一般要求入院后24小时内完成。住院期间根据患者病情天数，每天或每班记录，反映了患者的动态变化，用以指导护理计划的制订、实施、评价和修订。

第三节　护理诊断

护理诊断是护理程序的第二个步骤，是在评估的基础上对所收集的健康资料进行分析，从而确定服务对象的健康问题及引起健康问题的原因。护理诊断是一个人生命过程中的生理、心理、社会文化发展及精神方面健康状况或问题的一个简洁、明确的说明，这些问题都是属于护理职责范围之内，能够用护理的方法解决的问题。

一、护理诊断的概念

1990年，北美护理诊断协会（NANDA）提出并通过了护理诊断的定义：护理诊断是关于个人、家庭、社区对现存或潜在的健康问题及生命过程反应的一种临床判断，是护士为达到预期的结果选择护理措施的基础，这些预期结果应能通过护理职能达到。

二、护理诊断的组成部分

护理诊断有4个组成部分:名称、定义、诊断依据和相关因素。

(一)名称

名称是对服务对象健康状况的概括性的描述。应尽量使用NANDA认可的护理诊断名称,以有利于护士之间的交流和护理教学的规范。常用改变、受损、缺陷、无效或低效等特定描述语。例如,排便异常:便秘;有皮肤完整性受损的危险。

(二)定义

定义是对名称的一种清晰的、正确的表达,并以此与其他诊断相鉴别。一个诊断的成立必须符合其定义特征。有些护理诊断的名称虽然十分相似,但仍可从定义中发现彼此的差异。例如,"压力性尿失禁"的定义是"个人在腹内压增加时立即无意识地排尿的一种状态","反射性尿失禁"的定义是"个体在没有要排泄或膀胱满胀的感觉下可以预见的不自觉地排尿的一种状态"。虽然两者都是尿失禁,但前者的原因是腹内压增高,后者的原因是无法抑制的膀胱收缩。因此,确定诊断时必须认真区别。

(三)诊断依据

诊断依据是做出护理诊断的临床判断标准。诊断依据常常是患者所具有的一组症状、体征及有关病史,也可以是危险因素。对于潜在的护理诊断,其诊断依据则是原因本身(危险因素)。

诊断依据依其在特定诊断中的重要程度分为主要依据和次要依据。

1.主要依据

主要依据是指形成某一特定诊断所应具有的一组症状和体征及有关病史,是诊断成立的必要条件。

2.次要依据

次要依据是指在形成诊断时,多数情况下会出现的症状、体征及病史,对诊断的形成起支持作用,是诊断成立的辅助条件。

例如,便秘的主要依据是"粪便干硬,每周排大便不到3次",次要依据是"肠鸣音减少,自述肛门部有压力和胀满感,排大便时极度费力并感到疼痛,可触到肠内嵌塞粪块,并感觉不能排空"。

(四)相关因素

相关因素是指造成服务对象健康状况改变或引起问题产生的情况。常见的相关因素包括以下几方面。

1.病理生理方面的因素

指与病理生理改变有关的因素。例如,“体液过多”的相关因素可能是右心衰竭。

2.心理方面的因素

指与服务对象的心理状况有关的因素。例如,“活动无耐力”可能是由疾病后服务对象处于较严重的抑郁状态引起。

3.治疗方面的因素

指与治疗措施有关的因素(用药、手术创伤等)。例如,“语言沟通障碍”的相关因素可能是使用呼吸机时行气管插管。

4.情景方面的因素

指环境、情景等方面的因素(陌生环境、压力刺激等)。例如,“睡眠形态紊乱”可能与住院后环境改变有关。

5.年龄因素

指在生长发育或成熟过程中与年龄有关的因素。如婴儿、青少年、中年、老年各有不同的生理和心理特征。

三、护理诊断与合作性问题和医疗诊断的区别

(一)合作性问题—潜在并发症

在临床护理实践中,护士常遇到一些无法完全包含在 NANDA 制订的护理诊断中的问题,而这些问题也确实需要护士提供护理措施,因此,1983 年有学者提出了合作性问题的概念。她把护士需要解决的问题分为两类:一类经护士直接采取措施可以解决,属于护理诊断;另一类需要护士与其他健康保健人员尤其是医师共同合作解决,属于合作性问题。

合作性问题需要护士承担监测职责,以及时发现服务对象身体并发症的发生和情况的变化,但并非所有并发症都是合作性问题。有些可通过护理措施预防和处理,属于护理诊断;只有护士不能预防和独立处理的并发症才是合作性问题。合作性问题的陈述方式是“潜在并发症:××××”。如“潜在并发症:脑出血”。

(二)护理诊断与合作性问题的区别

护理诊断是护士独立采取措施能够解决的问题;合作性问题需要医师、护士共同干预处理,处理决定来自医护双方。对合作性问题,护理措施的重点是监测。

(三)护理诊断与医疗诊断的区别

明确护理诊断和医疗诊断的区别对区分护理和医疗两个专业、确定各自的工作范畴和应负的法律责任非常重要。两者主要区别见表3-2。

表3-2 护理诊断与医疗诊断的区别

项目	护理诊断	医疗诊断
临床判断的对象	对个体、家庭、社会的健康问题/生命过程反应的一种临床判断	对个体病理生理变化的一种临床判断
描述的内容	描述的是个体对健康问题的反应	描述的是一种疾病
决策者	护士	医疗人员
职责范围	在护理职责范围内进行	在医疗职责范围内进行
适应范围	适用于个体、家庭、社会的健康问题	适用于个体的疾病
数量	往往有多个	一般情况下只有一个
是否变化	随病情的变化	一旦确诊不会改变

第四节 护理计划

制订护理计划是如何解决护理问题的一个决策过程,计划是对患者进行护理活动的指南,是针对护理诊断制订具体护理措施来预防、减轻或解决有关问题。其目的是为了确认护理对象的护理目标以及护士将要实施的护理措施,使患者得到合适的护理,保持护理工作的连续性,促进医护人员的交流和利于评价。制订计划包括4个步骤。

一、排列护理诊断的优先顺序

一般情况下,患者可以存在多个护理诊断,为了确定解决问题的优先顺序,根据问题的轻重缓急合理安排护理工作,需要对这些护理诊断包括合作性问题进行排序。

(一)排列护理诊断

一个患者可同时有多个护理问题,制订计划时应按其重要性和紧迫性排出主次,一般把威胁最大的问题放在首位,其他的依次排列,这样护士就可根据轻重缓急有计划地进行工作，通常可按如下顺序排列。

1.首优问题

首优问题是指会威胁患者生命，需立即行动去解决的问题。如清理呼吸道无效、气体交换受阻等。

2.中优问题

中优问题是指虽不会威胁患者生命，但能导致身体上的不健康或情绪上变化的问题，如活动无耐力、皮肤完整性受损、便秘等。

3.次优问题

次优问题指人们在应对发展和生活中变化时所产生的问题。这些问题往往不是很紧急，如营养失调、知识缺乏等。

（二）排序时应该遵循的原则

（1）按马斯洛的人类基本需要层次论进行排列，优先解决生理需要。这是最常用的一种方法。生理需要是最低层次的需要，也是人类最重要的需要，一般来说，影响了生理需要满足的护理问题，对生理功能的平衡状态威胁最大的护理问题是需要优先解决的护理诊断。如与空气有关的“气体交换障碍”“清理呼吸道无效”，与水有关的“体液不足”，与排泄有关的“尿失禁”“潴留”，等等。

具体的实施步骤可以按以下方法进行：首先列出患者的所有护理诊断，将每一诊断归入5个需要层次，然后由低到高排列出护理诊断的先后顺序。

（2）考虑患者的需求。马斯洛理论为护理诊断的排列提供了一个普遍的原则，但由于护理对象的复杂性、个体性，相同的需求对不同的人，重要性可能不同。因此，在无原则冲突的情况下，可与患者协商，尊重患者的意愿，考虑患者认为最重要的问题予以优先解决。

（3）现存的问题优先处理，但不要忽视潜在的和有危险的问题。有时它们常常也被列为首优问题，需立即采取措施或严密监测。

二、制订预期目标

预期目标是指通过护理干预，护士期望患者达到的健康状态或在行为上的改变，其目的是指导护理措施的制订。预期目标不是护理行为，但能指导护理行为，并作为对护理效果进行评价的标准。每一个护理诊断都要有相应的目标。

（一）预期目标的制订

1.目标的陈述公式

时间状语＋主语＋（条件状语）＋谓语＋行为标准。

(1)主语:是指患者或患者身体的任何一部分,如体温、体重、皮肤等,有时在句子中省略了主语,但句子的逻辑主语一定是患者。

(2)谓语:指患者将要完成的行动,必须用行为动词来说明。

(3)行为标准:主语进行该行动所达到的程度。

(4)条件状语:指患者完成该行为时所处的特定条件,如“拄着拐杖”行走50 m。

(5)时间状语:是指主语应在何时达到目标中陈述的结果,即何时对目标进行评价。这一部分的重要性在于限定了评价时间,可以督促护士尽心尽力地帮助患者尽快达到目标,评价时间的确定,往往需要根据临床经验和患者的情况来确定。

2.预期目标的种类

根据实现目标所需时间的长短可将护理目标分为短期目标和长期目标。

(1)短期目标:指在相对较短的时间内要达到的目标(一般指1周内),适合于病情变化快、住院时间短的患者。

(2)长期目标:是指需要相对较长时间才能实现的目标(一般指1周以上甚至数月)。

长期目标是需要较长时间才能实现的,范围广泛;短期目标则是具体达到长期目标的台阶或需要解决的主要矛盾。如下肢骨折患者,其长期目标是“3个月内恢复行走功能”,短期目标分别为:“第一个月借助双拐行走”“第二个月借助手杖行走”“第三个月逐渐独立行走”。短期目标与长期目标互相配合、呼应。

(二)制订预期目标的注意事项

(1)目标的主语一定是患者或患者的一部分,而不能是护士。目标是期望患者接受护理后发生的改变,达到的结果,而不是护理行动本身或护理措施。

(2)一个目标中只能有一个行为动词。否则在评价时,如果患者只完成了一个行为动词的行为标准就无法判断目标是否实现。另外,行为动词应可观察和测量,避免使用含糊的不明确的词语;可运用下列动词:描述、解释、执行、能、会、增加、减少等,不可使用下列动词,如了解、掌握、好、坏、尚可等。

(3)目标陈述的行为标准应具体,以便于评价。有具体的检测标准;有时间限度;由护患双方共同制订。

(4)目标必须具有现实性和可行性,要在患者的能力范围之内,要考虑其身体心理状况、智力水平、既往经历及经济条件;目标完成期限的可行性,目标结果设定的可行性;患者认可,乐意接受。

(5)目标应在护理工作所能解决范围之内,并要注意医护协作,即与医嘱一致。

(6)目标陈述要针对护理诊断,一个护理诊断可有多个目标,但一个目标不能针对多个护理诊断。

(7)应让患者参与目标的制订,这样可使患者认识到对自己的健康负责不仅是医护人员的责任,也是患者的责任,护患双方应共同努力以保证目标的实现。

(8)关于潜在并发症的目标:潜在并发症是合作性问题,护理措施往往无法阻止其发生,护士的主要任务在于监测并发症的发生或发展。潜在并发症的目标陈述为:护士能及时发现并发症的发生并积极配合处理。如"潜在并发症:心律失常"的目标是"护士能及时发现心律失常的发生并积极配合抢救"。

三、制订护理措施

护理措施是护士为帮助患者达到预定目标而制订的具体方法和内容。规定了解决健康问题的护理活动方式与步骤,是一份书面形式的护理计划,也可称为护嘱。

(一)护理措施的类型

护理措施可分为依赖性护理措施、协作性护理措施和独立性护理措施。

1.依赖性的护理措施

即来自医嘱的护理措施,它描述了贯彻医疗措施的行为。如医嘱"每晨测血压1次""每小时巡视患者1次"。

2.协作性护理措施

协作性护理措施是护士与他健康保健人员相互合作采取的行动。如患者出现"营养失调:高于机体的需要量"的问题时,为帮助患者达到理想体重的目标,需要和营养师一起协商、讨论,制订护理措施。

3.独立性护理措施

独立性护理措施是护士根据所收集的资料,凭借自己的知识、经验、能力,独立思考、判断后做出的决策,是在护理职责范围内。这类护理措施完全由护士设计并实施,不需要医嘱。如长期卧床患者存在的"有皮肤破损的危险",护士每天定时给患者翻身、按摩受压部位皮肤、温水擦拭等措施都是独立性护理措施。

(二)护理措施的构成

完整的护理措施计划应包括护理观察措施、行动措施、教育措施三部分。

例如：

1.护理诊断

胸痛：与心肌缺血、缺氧致心肌坏死有关。

2.护理目标

24 小时内患者主诉胸痛程度减轻。

3.制订护理措施

(1)观察措施：①观察疼痛的程度和缓解情况。②观察患者心律、心率、血压的变化。

(2)行动措施：①给予持续吸氧，2～4 L/min(依赖性护理措施)。②遵医嘱持续静脉点滴硝酸甘油 15 滴/分(依赖性护理措施)。③协助床上进食、洗漱、大小便(独立性护理措施)。

(3)教育措施：①教育患者绝对卧床休息。②保持情绪稳定。

(三)制订护理措施的注意事项

1.针对性

护理措施针对护理目标制订，一般一个护理目标可通过几项措施来实现，措施应针对目标制订，否则即使护理措施没有错误，也无法促使目标实现。

2.可行性

护理措施要切实可行，措施制订时要考虑：①患者的身心问题，也是整体护理中所强调的要为患者制订个体化的方案。措施要符合患者的年龄、体力、病情、认知情况及患者自己对改变目前状况的愿望等。如对老年患者进行知识缺乏的健康教育时，让患者短时间内记忆很多教育内容是困难的。护理措施必须是患者乐于接受的。②护理人员的情况：护理人员的配备及专业技术、理论知识水平和应用能力等是否能胜任所制订的护理措施。③适当的医院设施、设备。

3.科学性

护理措施应基于科学的基础上，每项护理措施都应有措施依据，措施依据来自护理科学及相关学科的理论知识。禁止将没有科学依据的措施用于患者。护理措施的前提是一定要保证患者的安全。

4.一致性

护理措施不应与其他医务人员的措施相矛盾，否则容易使患者不知所措，并造成不信任感，甚至可能威胁患者安全。制订护理措施时应参阅其他医务人员的病历记录、医嘱，意见不一致时应共同协商，达成一致。

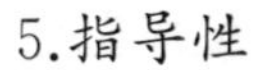

5.指导性

护理措施应具体，有指导性，不仅使护理同一患者的其他护士很容易地执行措施，也有利于患者。例如，对于体液过多需进食低盐饮食的患者，正确的护理措施是：①观察患者的饮食是否符合低盐要求。②告诉患者和家属每天摄盐<5 g。含钠多的食物除咸味食品外，还包括发面食品、碳酸饮料、罐头食品等。③教育患者及家属理解低盐饮食的重要性。不具有指导性护理措施是：①嘱患者每天摄盐量<5 g。②嘱患者不要进食含钠多的食物。

四、护理计划成文

护理计划成文是将护理诊断、目标、护理措施以一定的格式记录下来而形成的护理文件。不仅为护理程序的下一步实施提供了指导，也有利于护士之间以及护士与其他医务人员之间的交流。护理计划的书写格式，因不同的医院有各自具体的条件和要求，所以书写格式也是多种多样的。大致包括日期、护理诊断、目标、措施、效果评价几项内容，见表3-3。

表3-3　护理计划

日期	护理诊断	护理目标	护理措施	评价	停止日期	签名
2006—02—19	气体交换受阻	1.	1.			
		2.	2.			
			3.			
2006—02—22	焦虑	1.	1.			
		2.	2.			
			3.			

护理计划应体现个体差异性，一份护理计划只对一个患者的护理活动起作用。护理计划还应具有动态发展性，随着患者病情的变化，护理的效果而调整。

第五节　护理实施

实施是为达到护理目标而将计划中各项措施付诸行动的过程。实施的质量如何与护士的专业知识、操作技能和人际沟通能力的水平有关.实施过程中的情况应随时用文字记录下来。

实施过程包括实施前准备、实施和实施后记录三部分。一般来讲，实施应发生于护理计划完成之后，但在某些特殊情况下，如遇到急诊患者或病情突变的住院患者，护士只能先在头脑中迅速形成一个初步的护理计划并立即采取紧急救护措施，事后再补上完整的护理计划。

一、实施前的准备

护士在执行护理计划之前，为了保证护理效果，应思考安排以下几个问题，即“5 个 W”。

（一）“谁去做”

对需要执行的护理措施进行分类和分工，确定护理措施是护士做，还是辅助护士做；哪一级别或水平的护士做；是一个护士做，还是多个护士做。

（二）“做什么”

进一步熟悉和理解计划，执行者对计划中每一项措施的目的、要求、方法和时间安排应了如指掌，以确保措施的落实，并使护理行为与计划一致。此外，护士还应理解各项措施的理论基础，保证科学施护。

（三）“怎样做”

(1)分析所需要的护理知识和技术：护士必须分析实施这些措施所需要的护理知识和技术，如操作程序或仪器设备使用的方法，若有不足，则应复习有关书籍或资料，或向其他有关人员求教。

(2)明确可能会发生的并发症及其预防：某些护理措施的实施有可能对患者产生一定程度的损伤。护士必须充分预想可能发生的并发症，避免或减少对患者的损伤，保证患者的安全。

(3)如患者情绪不佳，合作性差，那么需要考虑如何使措施得以顺利进行。

（四）“何时做”

实施护理措施的时间选择和安排要恰当，护士应该根据患者的具体情况、要求等多方面因素来选择执行护理措施的时机。例如：健康教育的时间，应该选择在患者身体状况良好、情绪稳定的情况下进行，以达到预期的效果。

（五）“何地做”

确定实施护理措施的场所，以保证措施的顺利实施。在健康教育时应选择相对安静的场所；对涉及患者隐私的操作，更应该注意选择环境。

二、实施

实施是护士运用操作技术、沟通技巧、观察能力、合作能力和应变能力去执行护理措施的过程。在实施阶段，护理的重点是落实已制定的措施，执行医嘱、护嘱，帮助患者达到护理目标，解决问题。在实施中必须注意既要按护理操作常规规范化地实施每一项措施，又要注意根据每个患者的生理、心理特征个性化地实施护理。

实施是评估、诊断和计划阶段的延续，需随时注意评估患者的病情及患者对护理措施的反应及效果，努力使护理措施满足患者的生理、心理需要、促进疾病的康复。

三、实施后的记录

实施后，护士要对其所执行的各种护理措施及患者的反应进行完整、准确的文字记录，即护理病历中的护理病程记录，以反映护理效果，为评价做好准备。

记录可采用文字描述或填表，在相应项目上打“√”的方式。常见的记录格式有 PIO 记录方式，PIO 即由问题（problem，P）、措施（intervention，I）、结果（outcome，O）组成。“P”的序号要与护理诊断的序号一致并写明相关因素，可分别采用 PES、PE、SE 3 种记录方式。“I”是指与 P 相对应的已实施的护理措施。即做了什么，但记录并非护理计划中所提出的全部护理措施的罗列。“O”是指实施护理措施后的结果，可出现两种情况。一种结果是当班问题已解决；另一种结果是当班问题部分解决或未解决：若措施适当，由下一班负责护士继续观察并记录；若措施不适宜，则由下一班负责护士重新修订并制订新的护理措施。

记录是一项很重要的工作，其意义在于：①可以记录患者住院期间接受护理照顾的全部经过；②有利于其他医护人员了解情况；③可作为护理质量评价的一个内容；④可为以后的护理工作提供资料；⑤这是护士辛勤工作的最好证明。

第六节 护 理 评 价

评价是有计划的、系统的将患者的健康现状与确定的预期目标进行比较的过程。评价是护理程序的第五步，但实际上它贯穿于整个护理程序的各个步骤：如评估阶段，需评估资料收集是否完全，收集方法是否正确；诊断阶段需评价诊断是否正确，有无遗漏，是否是以收集到的资料为依据；计划阶段需评价护理诊断的顺序是否合适，目标是否可行，措施是否得当；实施阶段需评价措施是否得到准确执行，执行效果如何，等等。评价虽然位于程序的最后一步，但并不意味着护理程序的结束，相反，通过评价发现新问题，重新修订计划，而使护理程序循环往复地进行下去。

评价包括以下几个步骤。

一、收集资料

收集有关患者目前健康状态的资料，资料涉及的内容与方法同第二节评估部分的相应内容。

二、评价目标是否实现

评价的方法是将患者目前健康状态的资料与计划阶段的预期目标相比较，以判断目标是否实现。经分析可得出 3 种结果：①目标已达到；②部分达到目标；③未能达到目标。

例：

预定的目标为“1 个月后患者拄着拐杖行走 50 m”，1 个月后评价结果如下：患者能行走 50 m——目标达到；患者能行走 30 m——目标部分达到；患者不能行走——目标未达到。

三、重审护理计划

对护理计划的调整包括以下几种方式。

（一）停止

重审护理计划时，对目标已经达到，问题已经解决的，停止采取措施，但应进一步评估患者可能存在的其他问题。

（二）继续

问题依然存在，计划的措施适宜，则继续执行原计划。

（三）修订

对目标部分实现或目标未实现的原因要进行探讨和分析，并重审护理计划，对诊断、目标和措施中不适当的内容加以修改，应考虑下述问题：收集的资料是否准确和全面；护理问题是否确切；所定目标是否现实；护理措施设计是否得当、执行是否有效、患者是否配合等。

护理程序作为一个开放系统，患者的健康状况是一个输入信息，通过评估、计划和实施，输出患者健康状况的信息，经过护理评价结果来证实计划是否正确。如果患者尚未达到健康目标，则需要重新收集资料、修改计划，直到患者达到预期的目标，护理程序才告停止。因此，护理程序是一个周而复始，无限循环的系统工程（图 3-2）。

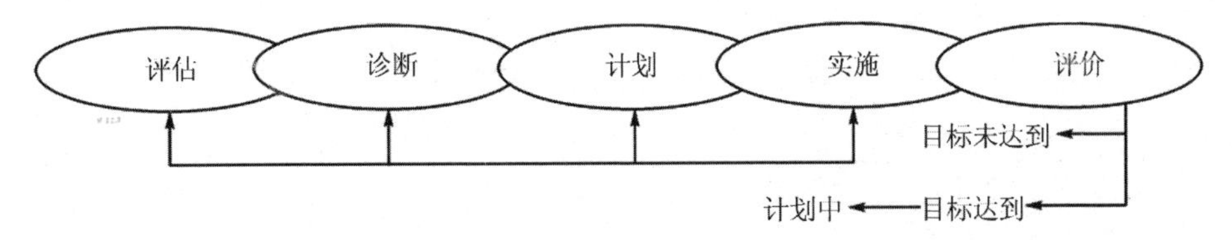

1. 护理观的确立
2. 决定资料收集框架
3. 收集资料
4. 核实资料

1. 分析、解释资料
2. 找出存在的问题及原因
3. 确定护理诊断

1. 排列护理诊断顺序
2. 制订护理目标
3. 选择护理措施
4. 计划成文

1. 执行护理计划
2. 完成护理记录

1. 收集资料
2. 与护理目标比较
3. 分析原因
4. 修订计划

图 3-2　护理程序的循环过程

护理程序是一种系统解决问题的程序，是护士为患者提供护理照顾的方法，应用护理程序可以保证护士给患者提供有计划、有目的、高质量、以患者为中心的整体护理。因此，它不仅适用于医院临床护理、护理管理，还适用于其他护理实践，如社区护理、家庭护理、大众健康教育等，是护理专业化的标志之一。

内科护理

第一节 糖 尿 病

糖尿病是一组由多病因引起以慢性高血糖为特征的代谢性疾病，是由胰岛素分泌和/或作用缺陷所引起。糖尿病是常见病、多发病，是严重威胁人类健康的世界性公共卫生问题。

一、分型

(一)1 型糖尿病

胰岛 β 细胞破坏，常导致胰岛素绝对缺乏。

(二)2 型糖尿病

从以胰岛素抵抗为主伴胰岛素分泌不足到以胰岛素分泌不足为主伴胰岛素抵抗。

(三)其他特殊类型糖尿病

指病因相对比较明确的糖尿病，如胰腺炎、库欣综合征等引起的一些高血糖状态。

(四)妊娠期糖尿病

妊娠期糖尿病指妊娠期间发生的不同程度的糖代谢异常。

二、病因与发病机制

糖尿病的病因和发病机制至今未完全阐明。总的来说，遗传因素和环境因素共同参与其发病过程。胰岛素由胰岛 β 细胞合成和分泌，经血液循环到达体内各组织器官的靶细胞，与特异受体结合并引发细胞内物质代谢效应。该过程中任何一个环节发生异常，均可导致糖尿病。

三、临床表现

(一)代谢紊乱综合征

1.三多一少

多饮、多食、多尿和体重减轻。

2.皮肤瘙痒

患者常有皮肤瘙痒，女性患者可出现外阴瘙痒。

3.其他症状

四肢酸痛、麻木、腰痛、性欲减退、月经失调、便秘和视物模糊等。

(二)并发症

1.糖尿病急性并发症

(1)糖尿病酮症酸中毒(diabetic ketoacidosis，DKA)：为最常见的糖尿病急症，以高血糖、酮症和酸中毒为主要表现。DKA 最常见的诱因是感染，其他诱因有胰岛素治疗中断或不适当减量、饮食不当、各种应激及酗酒等。临床表现为早期三多一少，症状加重；随后出现食欲缺乏、恶心、呕吐，多尿、口干、头痛、嗜睡，呼吸深快，呼气中有烂苹果味(丙酮)；后期严重失水、尿量减少、眼球下陷、皮肤黏膜干燥，血压下降、心率加快，四肢厥冷；晚期出现不同程度意识障碍。

(2)高血糖高渗状态：是糖尿病急性代谢紊乱的另一临床类型，以严重高血糖、高血浆渗透压、脱水为特点，无明显酮症酸中毒，患者常有不同程度的意识障碍或昏迷。本病起病缓慢，最初表现为多尿、多饮，但多食不明显或反而食欲缺乏；随病情进展出现严重脱水和神经精神症状，患者反应迟钝、烦躁或淡漠、嗜睡，逐渐陷入昏迷、出现抽搐，晚期尿少甚至尿闭，但无酸中毒样深大呼吸。与 DKA 相比，失水更为严重、神经精神症状更为突出。

(3)感染性疾病：糖尿病容易并发各种感染，血糖控制差者更易发生，病情也更严重。

(4)低血糖：一般将血糖≤2.8 mmol/L 作为低血糖的诊断标准，而糖尿病患者血糖值≤3.9 mmol/L就属于低血糖范畴。低血糖有 2 种临床类型，即空腹低血糖和餐后(反应性)低血糖。低血糖的临床表现呈发作性，具体分为 2 类：①自主(交感)神经过度兴奋表现为多有出汗、颤抖、心悸、紧张、焦虑、饥饿、流涎、软弱无力、面色苍白、心率加快、四肢冰凉和收缩压轻度升高等。②脑功能障碍表现为初期表现为精神不集中、思维和语言迟钝、头晕、嗜睡、视物不清、步态不稳，后可有幻觉、躁动、易怒、性格改变、认知障碍,严重时发生抽搐和昏迷。

2.糖尿病慢性并发症

(1)微血管病变:是糖尿病的特异性并发症。微血管病变主要发生在视网膜、肾、神经和心肌组织,尤其以肾脏和视网膜病变最为显著。

(2)大血管病变:是糖尿病最严重、突出的并发症,主要表现为动脉粥样硬化。动脉粥样硬化主要侵犯主动脉、冠状动脉、脑动脉、肾动脉和肢体外周动脉等。

(3)神经系统并发症:以周围神经病变最常见,通常为对称性,下肢较上肢严重,病情进展缓慢。患者常先出现肢端感觉异常,如呈袜子或手套状分布,伴麻木、烧灼、针刺感或如踏棉垫感,可伴痛觉过敏、疼痛;后期可有运动神经受累,出现肌力减弱甚至肌萎缩和瘫痪。

(4)糖尿病足:指与下肢远端神经异常和不同程度周围血管病变相关的足部溃疡、感染和/或深层组织破坏,主要表现为足部溃疡、坏疽。糖尿病足是糖尿病最严重且需治疗费用最多的慢性并发症之一,是糖尿病非外伤性截肢的最主要原因。

(5)其他:糖尿病还可引起黄斑病、白内障、青光眼、屈光改变和虹膜睫状体病变等。牙周病是最常见的糖尿病口腔并发症。

在我国,糖尿病是导致成人失明、非创伤性截肢的主要原因,心血管疾病是使糖尿病患者致残、致死的主要原因。

四、辅助检查

(一)尿糖测定

尿糖结果受肾糖阈的影响。尿糖呈阳性提示血糖值超过肾糖阈(大约10 mmol/L),尿糖呈阴性不能排除糖尿病可能。

(二)血糖测定

血糖测定的方法有静脉血葡萄糖测定、毛细血管血葡萄糖测定和24小时动态血糖测定。前者用于诊断糖尿病,后两种仅用于糖尿病的监测。

(三)口服葡萄糖耐量试验

血糖高于正常范围而又未达到诊断糖尿病标准时,须进行口服葡萄糖耐量试验(OGTT)。OGTT应在无摄入任何热量8小时后,清晨空腹进行。将75 g无水葡萄糖溶于250～300 mL水中,5～10分钟内口服完,空腹及开始口服葡萄糖水后2小时测静脉血浆葡萄糖。儿童服糖量按1.75 g/kg计算，总量不超过75 g。

(四)糖化血红蛋白 A_1 测定

糖化血红蛋白 A_1 测定反应患者取血前8～12周血糖的总水平，是糖尿病病情控制的监测指标之一，正常值是3%～6%。

(五)血浆胰岛素和C肽测定

主要用于胰岛β细胞功能的评价。

(六)其他

根据病情需要选用血脂、肝功能、肾功能等常规检查，严重急性代谢紊乱时选用酮体、电解质、酸碱平衡检查，心、肝、肾、脑、眼科及神经系统的各项辅助检查等。

五、治疗要点

糖尿病管理须遵循早期和长期、积极而理性、综合治疗和全面达标、治疗措施个体化等原则。国际糖尿病联盟(IDF)提出糖尿病综合管理5个要点(有“五驾马车”之称)：糖尿病健康教育、医学营养治疗、运动治疗、血糖监测和药物治疗。

(一)健康教育

健康教育是重要的基础管理措施，是决定糖尿病管理成败的关键。每位糖尿病患者均应接受全面的糖尿病教育，充分认识糖尿病并掌握自我管理技能。

(二)医学营养治疗

医学营养治疗是糖尿病基础管理措施，是综合管理的重要组成部分。详见饮食护理。

(三)运动疗法

在糖尿病的管理中占重要地位，尤其是对肥胖的2型糖尿病患者，运动可增加胰岛素敏感性，有助于控制血糖和体重。运动的原则是适量、经常性和个体化。

(四)药物治疗

1.口服药物治疗

(1)促胰岛素分泌剂。①磺脲类药物：其作用不依赖于血糖浓度。常用的有格列苯脲、格列吡嗪、格列齐特、格列喹酮和格列苯脲等。②非磺脲类药物：降血糖作用快而短，主要用于控制餐后高血糖。如瑞格列奈和那格列奈。

(2)增加胰岛素敏感性的药物。①双胍类：常用的药物有二甲双胍。二甲双胍通常每天 500～1 500 mg，分 2～3 次口服，最大剂量不超过2 g/d。②噻唑烷二酮类：也称格列酮类，有罗格列酮和吡格列酮等。

(3)α-葡萄糖苷酶抑制剂：作为 2 型糖尿病第一线药物，尤其适用于空腹血糖正常(或偏高)而餐后血糖明显升高者。常用药物有阿卡波糖和伏格列波糖。

2.胰岛素治疗

胰岛素治疗是控制高血糖的重要和有效手段。

(1)适应证：①1 型糖尿病。②合并各种严重的糖尿病急性或慢性并发症。③处于应激状态，如手术、妊娠和分娩等。④2 型糖尿病血糖控制不满意，β 细胞功能明显减退者。⑤某些特殊类型糖尿病。

(2)制剂类型：按作用快慢和维持时间长短，可分为速效、短效、中效、长效和预混胰岛素。根据胰岛素的来源不同，可分为动物胰岛素、人胰岛素和胰岛素类似物。

(3)使用原则：①胰岛素治疗应在综合治疗基础上进行。②胰岛素治疗方案应力求模拟生理性胰岛素分泌模式。③从小剂量开始，根据血糖水平逐渐调整。

(五)人工胰

由血糖感受器、微型电子计算机和胰岛素泵组成，目前尚未广泛应用。

(六)胰腺和胰岛细胞移植

治疗对象主要为 1 型糖尿病患者，目前尚局限于伴终末期肾病的患者。

(七)手术治疗

部分国家已将减重手术(代谢手术)推荐为肥胖的 2 型糖尿病患者可选择的治疗方法之一，我国也已开展这方面的治疗。

(八)糖尿病急性并发症的治疗

1.糖尿病酮症酸中毒

对于早期酮症患者，仅需给予足量短效胰岛素和口服液体，严密观察病情，严密监测血糖、血酮体变化，调节胰岛素剂量。对于昏迷的患者应立即抢救，具体方法如下。

(1)补液：是治疗的关键环节。基本原则是“先快后慢，先盐后糖”。在 1～2 小时内输入0.9%氯化钠溶液 1 000～2 000 mL，前 4 小时输入所计算失水量的 1/3。24 小时输液量应包括已失水量和部分继续失水量，一般为 4 000～

6 000 mL，严重失水者可达 6 000～8 000 mL。

(2)小剂量胰岛素治疗：每小时 0.1 U/kg 的短效胰岛素加入生理盐水中持续静脉滴注或静脉泵入。根据血糖值调节胰岛素的泵入速度，血糖下降速度一般以每小时 3.9～6.1 mmol/L 为宜，每 1～2 小时复查血糖；病情稳定后过渡到胰岛素常规皮下注射。

(3)纠正电解质及酸碱平衡失调：①轻度酸中毒一般不必补碱，指征为血 pH <7.1、HCO_3^- <5 mmol/L。应采用等渗碳酸氢钠(1.25%～1.4%)溶液。补碱不宜过多、过快，以避免诱发或加重脑水肿。②根据血钾和尿量补钾。

(4)防治诱因和处理并发症：如休克、严重感染、心力衰竭、心律失常、肾衰竭、脑水肿和急性胃扩张等。

2.高血糖高渗状态

治疗原则同 DKA。严重失水时，24 小时补液量可达 6 000～10 000 mL。

3.低血糖

对轻至中度的低血糖，口服糖水或含糖饮料，进食面包、饼干、水果等即可缓解。重者和疑似低血糖昏迷的患者，应及时测定血糖，甚至无须血糖检测结果，及时给予 50%葡萄糖 60～100 mL 静脉注射，继以 5%～10%葡萄糖静脉滴注。另外，应积极寻找病因，对因治疗。

(九)糖尿病慢性并发症的治疗

1.糖尿病足

控制高血糖、血脂异常和高血压，改善全身营养状况和纠正水肿等；神经性足溃疡给予规范的伤口处理；给予扩血管和改善循环治疗；有感染出现时给予抗感染治疗；必要时行手术治疗。

2.糖尿病高血压

并发血脂紊乱和大血管病变的糖尿病患者要控制血压在 17.3/10.7 kPa (130/80 mmHg)以下；如尿蛋白排泄量达到 1 g/24 h，血压应控制在 16.7/10.0 kPa(125/75 mmHg)以下。低密度脂蛋白胆固醇(LDL-C)的目标值为<2.6 mmol/L。

3.糖尿病肾病

早期筛查微量蛋白尿并评估 GFR。早期应用血管紧张素转化酶抑制剂或血管紧张素Ⅱ受体拮抗剂，除可降低血压外，还可减轻微量清蛋白尿和使 GFR 下降缓慢。

4.糖尿病视网膜病变

定期检查眼底，必要时尽早使用激光进行光凝治疗。

5.糖尿病周围神经病变

早期严格控制血糖并保持血糖稳定是糖尿病神经病变最重要和有效的防治方法。在综合治疗的基础上，采用多种维生素及对症治疗可改善症状。

六、护理措施

（一）一般护理

1.饮食护理

应帮助患者制订合理、个性化的饮食计划，并鼓励和督促患者坚持执行。

（1）制订总热量。①计算理想体重（简易公式法）：理想体重（kg）＝身高（cm）－105。②计算总热量：成年人休息状态下每天每千克理想体重给予热量105～126 kJ，轻体力劳动126～147 kJ，中度体力劳动147～167 kJ，重体力劳动＞167 kJ。儿童、孕妇、乳母、营养不良、消瘦及伴有消耗性疾病者应酌情增加，肥胖者酌减，使体重逐渐恢复至理想体重的±5%左右。

（2）食物的组成和分配。①食物组成：总的原则是高碳水化合物、低脂肪、适量蛋白质和高纤维的膳食。碳水化合物所提供的热量占饮食总热量的50%～60%，蛋白质的摄入量占供能比的10%～15%，脂肪所提供的热量不超过总热量的30%，饱和脂肪酸不应超过总热量的7%，每天胆固醇摄入量宜低于300 mg。②确定每天饮食总热量和碳水化合物、脂肪、蛋白质的组成后，按每克碳水化合物、蛋白质产热16.7 kJ，每克脂肪产热37.7 kJ，将热量换算为食品后制订食谱，可按每天三餐分配为1/5、2/5、2/5或1/3、1/3、1/3。

（3）注意事项。①超重者，禁食油炸、油煎食物，炒菜宜用植物油，少食动物内脏、蟹黄、蛋黄、鱼子、虾子等含胆固醇高的食物。②每天食盐摄入量应＜6 g，限制摄入含盐高的食物，如加工食品、调味酱等。③严格限制各种甜食：包括各种糖果、饼干、含糖饮料、水果等。为满足患者口味，可使用甜味剂。对于血糖控制较好者，可在两餐之间或睡前加水果，如苹果、梨、橙子等。④限制饮酒量，尽量不饮白酒，不宜空腹饮酒。每天饮酒量≤1份标准量（1份标准量为：啤酒350 mL、红酒150 mL或低度白酒45 mL，各约含乙醇15 g）。

2.运动护理

（1）糖尿病患者运动锻炼的原则：有氧运动、持之以恒和量力而行。

（2）运动方式的选择：有氧运动为主，如散步、慢跑、快走、骑自行车、做广播体操、打太极拳和球类活动等。

(3)运动量的选择:合适的运动强度为活动时患者的心率达到个体60%的最大氧耗量,简易计算方法为:心率=170-年龄。

(4)运动时间的选择:最佳运动时间是餐后1小时(以进食开始计时)。每天安排一定量的运动,至少每周3次。每次运动时间30~40分钟,包括运动前做准备活动和运动结束时的整理运动时间。

(5)运动的注意事项:①不宜空腹时进行,运动过程应补充水分,携带糖果,出现低血糖症状时,立即食用。②运动过程中出现胸闷、胸痛、视物模糊等应立即停止运动,并及时处理。③血糖>14 mmol/L,应减少活动,增加休息。④随身携带糖尿病卡以备急需。⑤运动时,穿宽松的衣服,棉质的袜子和舒适的鞋子,可以有效排汗和保护双脚。

(二)用药护理

1.口服用药的护理

指导患者正确服用口服降糖药,了解各类降糖药的作用、剂量、用法、不良反应和注意事项。

(1)口服磺脲类药物的护理:①协助患者于早餐前30分钟服用,每天多次服用的磺脲类药物应在餐前30分钟服用。②严密观察药物的不良反应。最主要的不良反应是低血糖,护士应教会患者正确识别低血糖的症状及如何及时应对和选择医疗支持。③注意药物之间的协同与拮抗。水杨酸类、磺胺类、保泰松、利血平、β受体阻滞剂等药物与磺脲类药物合用时会产生协同作用,增强后者的降糖作用;噻嗪类利尿剂、呋塞米、依他尼酸、糖皮质激素等药物与磺脲类药物合用时会产生拮抗作用,降低后者的降糖作用。

(2)口服双胍类药物的护理:指导患者餐中或餐后服药。如出现轻微胃肠道反应,给予患者讲解和指导,以减轻患者的紧张或恐惧心理。用药期间限制饮酒。

(3)口服α-葡萄糖苷酶抑制剂类药物的护理:①应与第一口饭同时服用。②本药的不良反应有腹部胀气、排气增多或腹泻等症状,在继续使用或减量后消失。③服用该药时,如果饮食中淀粉类比例太低,而单糖或啤酒过多则疗效不佳。④出现低血糖时,应直接给予葡萄糖口服或静脉注射,进食淀粉类食物无效。

(4)口服噻唑烷二酮类药物的护理:①每天服用1次,可在任何时间服用,但服药时间应尽可能固定。②密切观察有无水肿、体重增加等不良反应,缺血性心血管疾病的风险增加，一旦出现应立即停药。③如果发现食欲缺乏等情况，警惕肝功能损害。

2.使用胰岛素的护理

(1)胰岛素的保存：①未开封的胰岛素放于冰箱 4～8 ℃冷藏保存，勿放在冰箱门上，以免震荡受损。②正在使用的胰岛素在常温下(≤28 ℃)可使用 28 天，无须放入冰箱。③运输过程尽量保持低温，避免过热、光照和剧烈晃动等，否则可因蛋白质凝固变性而失效。

(2)胰岛素的注射途径：包括静脉注射和皮下注射。注射工具有胰岛素专用注射器、胰岛素笔和胰岛素泵。

(3)胰岛素的注射部位：皮下注射胰岛素时，宜选择皮肤疏松部位，如上臂三角肌、臀大肌、大腿前侧、腹部等。进行运动锻炼时，不要选择大腿、臂部等要活动的部位注射。注射部位要经常更换，如在同一区域注射，必须与上次注射部位相距 1 cm 以上，选择无硬结的部位。

(4)胰岛素不良反应的观察与处理：①低血糖反应。②变态反应表现为注射部位瘙痒，继而出现荨麻疹样皮疹，全身性荨麻疹少见。处理措施包括更换高纯胰岛素，使用抗组胺药及脱敏疗法，严重反应者中断胰岛素治疗。③注射部位皮下脂肪萎缩或增生时，采用多点、多部位皮下注射和及时更换针头可预防其发生。若发生则停止注射该部位后可缓慢自然恢复。④胰岛素治疗初期可发生轻度水肿，以颜面和四肢多见，可自行缓解。⑤部分患者出现视物模糊，多为晶状体屈光改变，常于数周内自然恢复。⑥体重增加以老年 2 型糖尿病患者多见，多引起腹部肥胖。护士应指导患者配合饮食、运动治疗控制体重。

(5)使用胰岛素的注意事项：①准确执行医嘱，按时注射。对 40 U/mL 和 100 U/mL 两种规格的胰岛素，使用时应注意注射器与胰岛素浓度的匹配。②长、短效或中、短效胰岛素混合使用时，应先抽吸短效胰岛素，再抽吸长效胰岛素，然后混匀，禁忌反向操作。③注射胰岛素时应严格无菌操作，防止发生感染。④胰岛素治疗的患者，应每天监测血糖 2～4 次，出现血糖波动过大或过高，及时通知医师。⑤使用胰岛素笔时要注意笔身与笔芯是否匹配，每次注射前确认笔内是否有足够的剂量，药液是否变质。每次注射前安置新针头，使用后丢弃。⑥用药期间定期检查血糖、尿常规、肝肾功能、视力、眼底视网膜血管、血压及心电图等，了解病情及糖尿病并发症的情况。⑦指导患者配合糖尿病饮食和运动治疗。

(三)并发症的护理

1.低血糖的护理

(1)加强预防:①指导患者应用胰岛素和胰岛素促分泌剂,从小剂量开始,逐渐增加剂量,谨慎调整剂量。②指导患者定时定量进餐,如果进餐量较少,应相应减少药物剂量。③指导患者运动量增加时,运动前应增加额外的碳水化合物的摄入。④乙醇能直接导致低血糖,应指导患者避免酗酒和空腹饮酒。⑤容易在后半夜及清晨发生低血糖的患者,晚餐适当增加主食或含蛋白质较高的食物。

(2)症状观察和血糖监测:观察患者有无低血糖的临床表现,尤其是服用胰岛素促分泌剂和注射胰岛素的患者。对老年患者的血糖不宜控制过严,一般空腹血糖≤7.8 mmol/L、餐后血糖≤11.1 mmol/L 即可。

(3)急救护理:一旦确定患者发生低血糖,应尽快给予糖分补充,解除脑细胞缺糖状态,并帮助患者寻找诱因,给予健康指导,避免再次发生。

2.高渗高血糖综合征的护理

(1)预防措施:定期监测血糖,应激状况时每天监测血糖。合理用药,不要随意减量或停药。保证充足的水分摄入。

(2)病情监测:严密观察患者的生命体征、意识和瞳孔的变化,记录 24 小时出入液量等。遵医嘱定时监测血糖、血钠和渗透压的变化。

(3)急救配合与护理:①立即开放两条静脉通路,准确执行医嘱,输入胰岛素,按照正确的顺序和速度输入液体。②绝对卧床休息,注意保暖,给予患者持续低流量吸氧。③加强生活护理,尤其是口腔护理、皮肤护理。④昏迷者按昏迷常规护理。

3.糖尿病足的预防与护理

(1)足部观察与检查:①每天检查双足 1 次,视力不佳者,亲友可代为检查。②了解足部有无感觉减退、麻木、刺痛感;观察足部的皮肤温度、颜色及足背动脉搏动情况。③注意检查趾甲、趾间、足底皮肤有无红肿、破溃、坏死等损伤。④定期做足部保护性感觉的测试,常用尼龙单丝测试。

(2)日常保护措施:保持足部清洁,避免感染,每天清洗足部 1 次,10 分钟左右;水温适宜,不能烫脚;洗完后用柔软的浅色毛巾擦干,尤其是脚趾间;皮肤干燥者可涂护肤软膏,但不要太油,不能常用。

(3)预防外伤:①指导患者不能赤足走路,外出时不能穿拖鞋和凉鞋,不能光脚穿鞋,禁忌穿高跟鞋和尖头鞋,防止脚受伤。②应帮助视力不好的患者修剪趾甲,趾甲与脚趾平齐,并锉圆边缘尖锐部分。③冬天不要使用热水袋、电热毯或烤灯保暖，防止烫伤，同时应注意预防冻伤。夏天注意避免蚊虫叮咬。④避免足部针灸、修脚等，防止意外感染。

(4)选择合适的鞋袜：①指导患者选择厚底、圆头、宽松、系鞋带的鞋子；鞋子以软皮、帆布或布面等透气性好的面料为佳；购鞋时间最好是下午，需穿袜子试穿，第1次穿新鞋应在20～30分钟，之后再延长穿鞋时间。②袜子选择以浅色、弹性好、吸汗、透气及散热好的棉质袜子为佳，大小适中、无破洞和不粗糙。

(5)促进肢体血液循环：①指导患者步行和进行腿部运动(如提脚尖，即脚尖提起、放下，重复20次，试着以单脚承受全身力量来做)。②避免盘腿坐或跷二郎腿。

(6)积极控制血糖，说服患者戒烟：足溃疡的教育应从早期指导患者控制和监测血糖开始。同时告知患者戒烟，因吸烟会导致局部血管收缩而促进足溃疡的发生。

(7)及时就诊：如果伤口出现感染或久治不愈，应及时就医，进行专业处理。

(四)心理护理

糖尿病患者常见的心理特征有否定、怀疑、恐惧紧张、焦虑烦躁、悲观抑郁、轻视麻痹、愤怒拒绝和内疚混乱等。针对以上特征，护理人员应对患者进行有针对性的心理护理。糖尿病患者的心理护理因人而异，但对每一个患者，护士都要做到以和蔼可亲的态度进行耐心细致、科学专业的讲解。

(1)当患者拒绝承认患病事实时，护士应耐心主动地向患者讲解糖尿病相关的知识，使患者消除否定、怀疑、拒绝的心理，并积极主动地配合治疗。

(2)有轻视、麻痹心理的患者，应耐心地向患者讲解不重视治疗的后果及各种并发症的严重危害，使患者积极地配合治疗。

(3)指导患者学习糖尿病自我管理的知识，帮助患者树立战胜疾病的信心，使患者逐渐消除上述心理。

(4)寻求社会支持，动员糖尿病患者的亲友学习糖尿病相关知识，理解糖尿病患者的困境，全面支持患者。

第二节　甲状腺功能亢进症

甲状腺功能亢进症(简称甲亢)是由多种病因引起的甲状腺激素分泌过多的

常见内分泌病。多发生于女性，发病年龄以20～40岁女性为最多，临床以弥漫性甲状腺肿大、神经兴奋性增高、高代谢综合征和突眼为特征。

一、病因

甲亢的病因及发病机制目前得到公认的主要与以下因素有关。

（一）自身免疫性疾病

已发现多种甲状腺自身抗体，包括有刺激性抗体和破坏性抗体，其中最重要的抗体是TSH受体抗体（TRAb）。TRAb在本病患者血清阳性检出率约90%。该抗体具有加强甲状腺细胞功能的作用。

（二）遗传因素

可见同一家族中多人患病，甚至连续几代有患病。同卵双胞胎日后患病率高达50%。本病患者家族成员患病率明显高于普通人群。有研究表明本病有明显的易感基因存在。

（三）精神因素

精神因素可能是本病的重要诱发因素。

二、临床表现

（一）高代谢综合征

怕热、多汗、体重下降、疲乏无力、皮肤温暖湿润、可有低热（体温<38 ℃），碳水化合物、蛋白质及脂肪代谢异常。

（二）神经系统

神经过敏、烦躁多虑、多言多动、失眠、多梦、思想不集中。少数患者表现为寡言抑郁、神情淡漠、舌平伸及手举细震颤、腱反射活跃、反射时间缩短。

（三）心血管系统

心悸及心动过速，常达100～120次/分，休息与睡眠时心率仍快。收缩压增高，舒张压降低，脉压增大，严重者发生甲亢性心脏病：心律失常，最常见的是心房纤颤；心肌肥厚或心脏扩大；心力衰竭。

（四）消化系统

食欲亢进，大便次数增多或腹泻，肝脏受损，重者出现黄疸，少数患者（以老年人多见）表现厌食，病程长者表现为恶病质。

(五)运动系统

慢性甲亢性肌病、急性甲亢性肌病、甲亢性周期性四肢麻痹、骨质稀疏。

(六)生殖系统

女性月经紊乱或闭经、不孕,男性性功能减退、乳房发育、阳痿及不育。

(七)内分泌系统

甲亢可以影响许多内分泌腺体,其中垂体-性腺异常和垂体-肾上腺异常较明显。前者表现性功能和性激素异常,后者表现色素轻度沉着和血 ACTH 及皮质醇异常。

(八)造血系统

部分患者伴有贫血,其原因主要是铁利用障碍和维生素 B_{12} 缺乏。部分患者有白细胞和血小板减少,其原因可能是自身免疫破坏。

(九)甲状腺肿大

甲状腺常呈弥漫性肿大,质较柔软、光滑,少数为结节性肿大,质较硬,可触及震颤和血管杂音(表 4-1)。

表 4-1　甲状腺肿大的临床分度

分度	体征
Ⅰ	甲状腺触诊可发现肿大,但视诊不明显
Ⅱ	视诊即可发现肿大
Ⅲ	甲状腺明显肿大,其外界超过胸锁乳突肌外缘

(十)突眼多为双侧性

1.非浸润性突眼(良性突眼)

主要由于交感神经兴奋性增高影响眼睑和睑外肌,突眼度小于 18 mm,可出现下列眼征。

(1)凝视:睑裂增宽,呈凝视或惊恐状。

(2)瞬目减少:瞬目少。

(3)上睑挛缩:上睑挛缩,而下视时,上睑不能随眼球同时下降,致使上方巩膜外露。

(4)辐辏无能:双眼球内聚力减弱。

2.浸润性突眼(称恶性突眼)

突眼度常＞19 mm,患者有畏光、流泪、复视、视力模糊、结膜充血水肿、灼痛、刺痛、角膜暴露，易发生溃疡，重者可失明。

三、实验室检查

（一）反映甲状腺激素水平的检查

1.血清 TT_3（总 T_3）、TT_4（总 T_4）测定

95%～98%的甲亢患者 TT_3、TT_4 增高，以 TT_3 增高更为明显。少数患者只有 TT_3 增高，TT_4 则在正常范围。

2.血清 FT_3（游离 T_3）、FT_4（游离 T_4）测定

FT_3、FT_4 是有生物活性的部分。诊断优于 TT_3、TT_4 测定。

3.基础代谢率测定

基础代谢率>+15%。

（二）反映垂体-甲状腺轴功能的检查

（1）血 TSH 测定：血中甲状腺激素水平增高可以抑制垂体 TSH 的分泌，因此，甲亢患者血清 TSH 水平降低。

（2）甲状腺片抑制试验有助于诊断。

（三）鉴别甲亢类型的检查

（1）甲状腺吸 ^{131}I 率：摄取率增高、高峰前移，且不被甲状腺激素抑制试验所抑制。

（2）甲状腺微粒体抗体（TMAb）、甲状腺球蛋白抗体（TGAb）：桥本甲状腺炎伴甲亢患者 TGAb、TMAb 可以明显增高。

（3）甲状腺扫描：对伴有结节的甲亢患者有一定的鉴别诊断价值。

四、护理观察要点

（一）病情判断

以下情况出现提示病情严重。

（1）甲亢患者在感染或其他诱因下，可能会诱发甲亢危象，在甲亢危象前，临床常有一些征兆：①出现精神意识的异常，突然表现为烦躁或嗜睡。②体温增高超过 39 ℃。③出现恶心、呕吐或腹泻等胃肠道症状。④心率在原有基础上增加至 120 次/分以上，应密切观察，警惕甲亢危象的发生。

（2）甲亢患者合并有甲亢性心脏病，提示病情严重，表现为心律失常、心动过速或出现心力衰竭。

（3）患者合并甲亢性肌病，其中危害最大的是急性甲亢肌病，严重者可因呼

吸肌受累致死。

(4)恶性突眼患者有眼内异物感、怕光流泪、灼痛、充血水肿常因不能闭合导致失明,会给患者带来很大痛苦,在护理工作中要细心照料。

(二)对一般甲亢患者观察要点

(1)体温、脉搏、心率(律)、呼吸改变。

(2)每天饮水量、食欲与进食量、尿量及液体量出入平衡情况。

(3)出汗、皮肤状况、大便次数、有无腹泻、脱水症状。

(4)体重变化。

(5)突眼症状改变。

(6)甲状腺肿大情况。

(7)精神、神经、肌肉症状:失眠、情绪不安、神经质、指震颤、肌无力、肌力消失等改变。

五、具体护理措施

(一)一般护理

(1)休息:①因患者常有乏力、易疲劳等症状,故需有充分的休息、避免疲劳,且休息可使机体代谢率降低。②重症甲亢及甲亢合并心功能不全、心律失常、低钾血症等必须卧床休息。③病区要保持安静,室温稍低、色调和谐,避免患者精神刺激或过度兴奋,使患者得到充分休息和睡眠。

(2)为满足机体代谢亢进的需要,给予高热量、高蛋白、高维生素饮食,并多给饮料以补充丢失的水分,忌饮浓茶、咖啡等兴奋性饮料,禁用刺激性食物。

(3)由于代谢亢进、产热过多、皮肤潮热多汗,应加强皮肤护理。定期沐浴,勤更换内衣,尤其对多汗者要注意观察,在高热盛暑期,更要防止中暑。

(二)心理护理

(1)甲亢是与神经、精神因素有关的内分泌系统心身疾病,必须注意对躯体治疗的同时进行精神治疗。

(2)患者常有神经过敏、多虑、易激动、失眠、思想不集中、烦躁易怒,严重时可抑郁或躁狂等,任何不良刺激均可使症状加重,医护人员应耐心、温和、体贴,建立良好的护患关系,解除患者焦虑和紧张心理,增强治愈疾病的信心。

(3)指导患者自我调节,采取自我催眠、放松训练、自我暗示等方法来恢复已丧失平衡的心身状况,必要时辅以镇静、安眠药。同时,医护人员给予精神疏导、心理支持等综合措施,促进甲亢患者早日康复。

六、检查护理

(一)基础代谢率测定(BMR)的护理

(1)测试前晚必须睡眠充足,过度紧张、易醒、失眠者可服用小剂量镇静剂。

(2)试验前晚 8 时起禁食,要求测试安排在清晨初醒卧床安静状态下测脉率与脉压,采用公式:BMR=(脉率+脉压)−111 进行计算。可作为治疗效果的评估。

(二)摄^{131}I 率测定的护理

甲状腺具有摄取和浓集血液中无机碘作为甲状腺激素合成的原料,一般摄碘高低与甲状腺激素合成和释放功能相平行,临床由此了解甲状腺功能。

1.方法

检查前日晚餐后不再进食,检查日空腹 8:00 服^{131}I 2 微居里,服后 2、4、24 小时测定其摄取^{131}I 的放射活性值,然后计算^{131}I 率。

2.临床意义

正常人 2 小时摄碘率<15%,4 小时<25%,24 小时<45%,摄碘高峰在 24 小时,甲亢患者摄碘率增高,高峰前移。

3.注意事项

此试验前,必须禁用下列食物和药品:①含碘较高的海产食品,如鱼虾、海带、紫菜;含碘中药,如海藻、昆布等,应停服 1 个月以上。②碘剂、溴剂及其他卤族药物,亦应停用 1 个月以上。③甲状腺制剂(甲状腺干片)应停服 1 个月。④硫脲类药物,应停用 2 周。⑤如用含碘造影剂,至少要 3 个月后才进行此项检查。

(三)甲状腺片(或 T_3)抑制试验

正常人口服甲状腺制剂可抑制垂体前叶分泌 TSH,因而使摄碘率下降。甲亢患者因下丘脑-垂体-甲状腺轴功能紊乱,服甲状腺制剂后,摄碘率不被抑制。亦可用于估计甲亢患者经药物长期治疗结束后,其复发的可能性。

1.方法

(1)服药前 1 天进行^{131}I 摄取率测定。

(2)口服甲状腺制剂,如甲状腺干片 40 mg,每天 3 次,共服 2 周;或 T_3 20 μg,每天 3 次,共服 7 天。

(3)服药后再进行^{131}I摄取率测定。

2.临床意义

单纯性甲状腺肿和正常人^{131}I抑制率>50%,甲亢患者抑制率<50%。

3.注意事项

(1)一般注意事项同摄^{131}I率测定。

(2)老年人或冠心病者不宜做此试验。

(3)服甲状腺制剂过程中要注意观察药物反应,如有明显高代谢不良反应应停止进行。

(四)血T_4(甲状腺素)和T_3(三碘甲腺原氨酸)测定

二者均为甲状腺激素,T_3、T_4测定是目前反映甲状腺功能比较敏感而又简便的方法,检查结果不受血中碘浓度的影响。由于T_3、T_4与血中球蛋白结合,球蛋白高低对测定结果有影响。一般TT_3、TT_4、FT_3、FT_4、TSH共5项指标,采静脉血4 mL送检即可,不受饮食影响。

七、治疗护理

甲亢发病机制未完全明确,虽有少部病例可自行缓解,但多数病例呈进行性发展,如不及时治疗可诱发甲亢危象和其他并发症。治疗目的是:切除、破坏甲状腺组织或抑制甲状腺激素的合成和分泌,使循环中甲状腺激素维持在生理水平;控制高代谢症状,防治并发症。常用治疗方法有药物治疗、手术次全切除甲状腺、放射性碘治疗3种方法。

(一)抗甲状腺药物

常用硫脲类衍生物如他巴唑、甲基(或丙基)硫氧嘧啶。主要作用是阻碍甲状腺激素的合成,对已合成的甲状腺激素不起作用。适用于病情较轻、甲状腺肿大不明显、甲状腺无结节的患者。用药剂量按病情轻重区别对待,治疗过程常分为3个阶段。

1.症状控制阶段

症状控制阶段约需2~3个月。

2.减量阶段

症状基本消失,心率80次/分左右,体重增加,T_3、T_4接近正常,即转为减量期,此期一般用原药量的2/3量,约需服药3~6个月。

3.维持阶段

一般用原量的1/3以下,常需6~12个月。

4.用药观察

药物治疗不良反应常有：①白细胞减少，甚至粒细胞缺乏，多发生于用药3～8周，故需每周复查白细胞1次，如白细胞计数＜4×10^9/L，需加升白细胞药，如白细胞计数＜3×10^9/L，应立即停药，如有咽痛、发热等应立即报告医师，必要时应予以保护性隔离，防止感染，并用升白细胞药。②药物疹：可给抗组织胺药物，无效可更换抗甲状腺药物。③突眼症状可能加重。④部分患者可出现肝功能损害。

（二）普萘洛尔

属于β受体阻滞剂，对拟交感胺和甲状腺激素相互作用所致自主神经不稳定和高代谢症状的控制均有帮助，可改善心悸、多汗、震颤等症状，为治疗甲亢的常用辅助药。有支气管哮喘史者禁用此药。

（三）甲状腺制剂

甲亢患者应用此类药物，主要是为了稳定下丘脑-垂体-甲状腺轴的功能，防止或治疗药物性甲状腺功能减退，控制突眼症状。

（四）手术治疗

1.适应证

（1）明显甲状腺肿大。

（2）结节性甲状腺肿大。

（3）药物治疗复发或药物过敏。

（4）无放射性碘治疗条件，又不能用药治疗。

2.禁忌证

恶性突眼、青春期、老年心脏病、未经药物充分准备。

3.术后护理

密切观察有否并发症发生，观察有无局部出血、伤口感染、喉上神经或喉返神经损伤、甲状旁腺受损出现低钙性抽搐或甲亢危象等。

（五）放射性同位素碘治疗

1.适应证

（1）中度的弥漫性甲亢，年龄30岁以上。

（2）抗甲状腺药物治疗无效或不能坚持用药。

（3）有心脏病和肝、肾疾病不宜手术治疗者。

2.禁忌证

(1)妊娠、哺乳期。

(2)年龄 30 岁以下。

(3)白细胞计数低于 $3\times10^9/L$ 者。

3.护理要点

(1)服碘剂后不宜用手按压甲状腺,要注意观察服药后反应,警惕可能发生的甲亢危象症状。

(2)服药 2 小时内禁食固体食物,以防呕吐而丧失 ^{131}I。

(3)服药 2～3 天内鼓励患者多饮水(2 000～3 000 mL/d),以稀释尿液。

(4)服药 24 小时内避免咳嗽及吐痰,以免 ^{131}I 流失。

(5)服碘剂后一般要 3～4 周才见效,此期应卧床休息,如高代谢症状明显者,宜加用普萘洛尔,不宜加抗甲状腺药物。

(6)部分患者可暂时出现放射治疗反应,如头昏、乏力、恶心、食欲缺乏等,一般很快消除。

(7)如在治疗后(3～6 个月)出现甲减症状,给予甲状腺激素替代治疗。

八、并发症护理

(一)甲亢合并突眼

(1)对严重突眼者应加强思想工作,多关心体贴,帮助其树立治疗的信心,避免烦躁焦虑。

(2)配合全身治疗,给予低盐饮食,限制进水量。

(3)加强眼部护理,对于眼睑不能闭合者必须注意保护角膜和结膜,经常点眼药,防止干燥、外伤及感染,外出戴墨镜或用眼罩以避免强光、风沙及灰尘的刺激。睡眠时头部抬高,以减轻眼部肿胀,涂抗生素眼膏,并戴眼罩。结膜发生充血水肿时,用 0.5%醋酸可的松滴眼,并加用冷敷。

(4)突眼异常严重者应配合医师做好手术前准备,做眶内减压术,球后注射透明质酸酶,以溶解眶内组织的黏多糖类,减低眶内压力。

(二)甲亢性肌病

甲亢性肌病是患者常有的症状,常表现为肌无力、轻度肌萎缩、周期性瘫痪。重症肌无力和急性甲亢肌病,要注意在甲亢肌病患者中观察病情,尤其是重症肌无力或急性甲亢肌病患者,有时病情发展迅速出现呼吸肌麻痹、一旦发现,要立即通知医师,并注意保持呼吸道通畅,及时清除口腔内分泌物,给氧,必要时行气管切开。

对吞咽困难及失语者，要注意解除思想顾虑，给予流质或半流质饮食，维持必要的营养素、热量供应，可采用鼻饲或静脉高营养。

（三）甲亢危象

甲亢危象是甲亢患者的致命并发症，来势凶猛，死亡率高。其诱因主要为感染、外科手术或术前准备不充足、应激、药物治疗不充分或间断等，导致大量甲状腺激素释放入血液中，引起机体反应和代谢率极度增高所致。其治疗原则是迅速降低血中甲状腺激素的浓度，控制感染，降温等对症处理。其护理要点为主要有以下几点。

（1）严密观察病情变化，注意血压、脉搏，呼吸、心率的改变、观察神志、精神状态、腹泻、呕吐、脱水状况的改善情况。

（2）安静：嘱患者绝对卧床休息，安排在光线较暗的单人房间内。加强精神护理，解除患者精神紧张，患者处于兴奋状态，烦躁不安时可适当给予镇静剂，如安定 5～10 mg。

（3）迅速进行物理降温：头戴冰帽、大血管处放置冰袋、必要时可采用人工冬眠。

（4）备好各种抢救药品、器材。

（5）建立静脉给药途径，按医嘱应用下列药物：①丙硫氧嘧啶 600 mg（或甲巯咪唑 60 mg）口服，以抑制甲状腺激素合成。不能口服者可鼻饲灌入。②碘化钠 0.5～1 g 加入 10%葡萄糖液内静脉滴注，以阻止甲状腺激素释放入血，亦可用卢戈液 30～60 滴口服。③降低周围组织对甲状腺激素的反应：常用普萘洛尔 20 mg，4 小时 1 次；或肌内注射利血平 1 mg，每天 2 次。④拮抗甲状腺激素，应用氢化可的松200～300 mg静脉滴入。

（6）给予高热量饮食，鼓励患者多饮水，每天饮水量不少于 2 000～3 000 mL，昏迷者给予鼻饲饮食。注意水、电解质平衡。有感染者应用有效抗生素。

（7）呼吸困难或发绀者给予半卧位、吸氧（2～4 L/min）。

（8）对谵妄、躁动者注意安全护理，可用床档，防止坠床。

（9）昏迷者防止吸入性肺炎，防止各种并发症。

第三节　甲状腺功能减退症

甲状腺功能减退症(简称甲减)是由各种原因导致的甲状腺激素(TH)合成和分泌减少(低甲状腺激素血症),或组织利用不足(甲状腺激素抵抗)而引起的全身性低代谢并伴各系统功能减退的综合征。其病理征表现为黏液性水肿。起病于胎儿或新生儿的甲减称为呆小病,常伴有智力障碍和发育迟缓。起病于成人者称成年型甲减。本节主要介绍成年型甲减。

一、病因

(一)自身免疫损伤

常见于自身免疫性甲状腺炎引起TH合成和分泌减少。

(二)甲状腺破坏

甲状腺切除术后、^{131}I治疗后导致的甲减。

(三)中枢性甲减

由垂体外照射、垂体大腺瘤、颅咽管瘤及产后大出血引起的促甲状腺激素释放激素(TRH)和促甲状腺激素(TSH)产生和分泌减少所致。

(四)碘过量

可引起具有潜在性甲状腺疾病者发生甲减,也可诱发和加重自身免疫性甲状腺炎。

(五)抗甲状腺药物使用

硫脲类药物、锂盐等可抑制TH合成。

二、临床表现

甲减多病程较长、病情轻或早期可无症状,其临床表现与甲状腺激素缺乏的程度有关。

(一)一般表现

1.基础代谢率降低

体温偏低、怕冷,易疲倦、无力,水肿、体重增加,反应迟钝、健忘、嗜睡等。

2.黏液性水肿面容

面部虚肿、面色苍白或呈姜黄色，部分患者鼻唇增厚、表情淡漠、声音低哑、说话缓慢且发音不清。

3.皮肤及附属结构

皮肤苍白、干燥、粗糙少光泽，肢体凉。少数患者出现胫前黏液性水肿。指甲生长缓慢、厚、脆，表面常有裂纹，毛发稀疏干燥、眉毛外1/3脱落。

（二）各系统表现

1.心血管系统

主要表现为心肌收缩力减弱、心动过缓、心排血量降低。久病者由于胆固醇增高，易并发冠心病，10%的患者伴发高血压。

2.消化系统

主要表现为便秘、腹胀、畏食等，严重者可出现麻痹性肠梗阻或黏液水肿性巨结肠。

3.内分泌生殖系统

主要表现为性欲减退，女性常有月经过多或闭经情况。

4.肌肉与关节

主要表现为肌肉乏力、暂时性肌强直、痉挛和疼痛等。

5.血液系统

主要表现为贫血。

6.黏液水肿性昏迷

主要表现为低体温（<35 ℃）、嗜睡、呼吸减慢、心动过缓、血压下降、四肢肌肉松弛、腱反射减弱或消失、血压明显降低，甚至发生昏迷、休克而危及生命。

三、辅助检查

（一）实验室检查

血常规检查、血生化检查、尿常规检查、甲状腺功能检查。

（二）影像学及其他检查

颈部B超检查、心电图检查、胸部X线检查、颅脑MRI检查、颅脑CT检查。

四、处理原则及治疗要点

(一)替代治疗

首选左甲状腺素钠片口服。替代治疗时,需从最小剂量开始用药,之后根据TSH目标调整剂量,逐渐纠正甲减而不产生明显不良反应,使血TSH和TH水平恒定在正常范围内。

(二)对症治疗

有贫血者补充铁剂、维生素B_{12}、叶酸等。胃酸分泌过少者补充稀盐酸,与TH合用疗效好。

(三)亚临床甲减的处理

亚临床甲减引起的血脂异常可导致动脉粥样硬化,部分亚临床甲减也可发展为临床甲减。目前认为,只要患者有高胆固醇血症、血清TSH>10 mU/L,就需要给予左甲状腺素钠片进行替代治疗。

(四)黏液性水肿昏迷的治疗

(1)立即静脉补充TH,清醒后改口服维持治疗。

(2)保持呼吸道通畅,吸氧,同时给予保暖。

(3)糖皮质激素持续静脉滴注,待患者清醒后逐渐减量、停药。根据需要补液。

(4)祛除诱因,治疗原发病。

五、护理评估

(一)病史

(1)详细了解患者患病的起始时间、有无诱因、发病的缓急、主要症状及其特点。

(2)评估患者有无进食异常或营养异常、有无排泄功能异常和体力减退等。

(3)评估患者有无失眠、瞌睡、记忆力下降、注意力不集中、畏寒、手足搐搦、四肢感觉异常或麻痹等症状。

(4)评估患者既往检查情况、是否遵从医嘱治疗、用药及治疗效果。

(5)询问患者家族有无类似疾病发生。

(二)身体状况

(1)观察有无体温降低、脉搏减慢等体征。

(2)观察患者有无记忆力减退、反应迟钝和表情淡漠等表现。

(3)观察患者皮肤有无干燥发凉、粗糙脱屑、毛发脱落和黏液性水肿等表现。

(4)有无畏食、腹胀和便秘等。

(5)有无肌肉乏力、暂时性肌强直、痉挛、疼痛等表现,有无关节病变。

(6)有无心肌收缩力减弱、心动过缓、心排血量下降等表现。

(三)心理-社会状况

(1)评估患者患病后的精神、心理变化。

(2)评估疾病对患者日常生活、学习或工作、家庭的影响,是否适应角色的转变。

(3)评估患者对疾病的认知程度。

(4)评估社会支持系统,如家庭成员、经济状况等能否满足患者的医疗护理需求。

六、护理措施

(一)心理护理

多与患者接触交流,鼓励患者表达其感受,交谈时语言温和,耐心倾听,消除患者的陌生感和紧张感。耐心向患者解释病情,消除紧张和顾虑,保持一个健康的心态,积极面对疾病,使其积极配合治疗,树立信心。

(二)饮食护理

给予高维生素、高蛋白、低钠、低脂饮食。宜进食粗纤维食物,促进排便。桥本甲状腺炎所致的甲减应避免摄取含碘的食物和药物,以免诱发严重的黏液性水肿。

(三)低体温护理

(1)保持室内空气新鲜,每天通风,调节室温在 22～24 ℃,注意保暖。可通过添加衣服,包裹毛毯,睡眠时加盖棉被,冬季外出时戴手套、穿棉鞋,以避免着凉。

(2)注意监测生命体征变化,观察有无体温过低、心律失常等表现,并给予及时处理。

(四)便秘护理

指导患者每天定时排便,养成规律的排便习惯。适当地按摩腹部,多进食富含纤维的蔬菜、水果、全麦制品。根据患者病情、年龄进行适度的运动,如慢走、慢跑,促进胃肠蠕动。

(五)用药护理

通常需要终身服药,从小剂量开始,逐渐加量至达到完全替代剂量。空腹或餐前30分钟口服,一般与其他药物分开服用。如用泻剂,观察排便的次数和量,有无腹痛、腹胀等麻痹性肠梗阻的表现。

(六)黏液水肿昏迷的护理

(1)应立即建立静脉通路,给予急救药物。

(2)保持呼吸道通畅,给予吸氧,必要时配合气管插管术或气管切开术。

(3)监测生命体征和动脉血气分析的变化,记录24小时出入液量。

(4)给予保暖,避免局部热敷,以免烫伤和加重循环不良。

七、健康指导

(一)疾病知识指导

讲解疾病发生原因及注意事项,如地方性缺碘者可采用碘化盐。药物引起者应调整剂量或停药。注意个人卫生,注意保暖,避免在人群集中的地方停留时间过长,预防感染和创伤。慎用催眠、镇静、止痛等药物。

(二)饮食原则

遵循高蛋白、高维生素、低钠、低脂肪的饮食原则。

(三)药物指导

向其解释终身坚持服药的必要性。不可随意停药或更改剂量,否则可能导致心血管疾病,如心肌缺血、心肌梗死或充血性心力衰竭。替代治疗效果最佳的指标为TSH恒定在正常范围内,长期行替代治疗者宜每6～12个月检测1次。对有心脏病、高血压、肾炎的患者,注意剂量的调整。服用利尿药时,指导患者记录24小时出入量。

(四)病情观察

观察患者的症状和体征改善情况,如出现明显的药物不良反应或并发症,应及时给予处置。讲解黏液性水肿昏迷发生的原因及表现,若出现低血压、心动过缓、体温低于35 ℃等,应及时就医。指导患者自我监测甲状腺激素服用过量的症状,如出现多食、消瘦、脉搏超过100次/分、心律失常、体重减轻、发热、大汗、情绪激动等情况，及时报告医师。指导患者定期复查肝肾功能、甲状腺功能、血常规、心电图等。

（五）定期复查甲状腺功能

药物治疗开始后4～8周或剂量调整后检测TSH；TSH恢复正常后，每6～12个月检查1次甲状腺功能。监测体重，以了解病情控制情况，及时调整用药剂量。

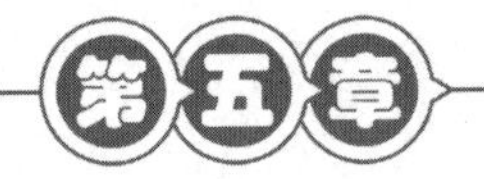

外科护理

第一节　全身性外科感染

一、疾病概述

(一)概念

全身性外科感染是指病原菌由原发病灶侵入人体血液循环，并在体内生长繁殖或产生毒素，引起一系列全身感染症状或中毒症状的病理生理和临床症状。

随着分子生物学的发展和对感染病理生理的进一步认识，目前国际上用来描述全身性外科感染的词语是脓毒症和菌血症。脓毒症是指因病原体因素引起的全身性炎症反应，体温、循环、呼吸有明显的改变，用以区分一般非侵入性的局部感染。菌血症是脓毒症的一种，即在脓毒症的基础上，血培养检出病原菌。

(二)病因与诱因

1.病因

导致全身性外科感染的主要原因与致病菌的种类和数量有关。

(1)致病菌的来源：全身性外科感染常继发于严重创伤后的感染和各种化脓性感染，如大面积烧伤创面感染、开放性骨折合并感染、急性弥漫性腹膜炎、急性梗阻性化脓性胆管炎、绞窄性肠梗阻等，也可继发于静脉导管感染，病原体从感染灶不断进入血液循环，产生毒素引起全身性感染。此外，严重创伤、长期全胃肠外营养等危重患者，肠黏膜屏障功能严重受损或衰竭，肠内致病菌和内毒素可经肠道移位而导致全身性感染，即肠源性感染。

(2)致病菌的种类。①革兰阴性杆菌：最常见，主要有大肠埃希菌、铜绿假单胞菌、变形杆菌，其次为克雷伯菌、肠杆菌等。②革兰阳性球菌：主要为金黄色葡萄球菌，其次为表皮葡萄球菌、肠球菌。③无芽孢厌氧菌：最常见有梭状杆菌、厌氧葡萄球菌、厌氧链球菌等。④真菌：常见有白色念珠菌、曲霉、毛霉、新型隐球菌等；属于条件性感染，可发生在持续应用抗生素、基础疾病较重加用免疫抑制剂或激素、长期留置静脉导管等情况下。

2.诱因

合并有糖尿病、尿毒症，以及长期或大量应用皮质激素、抗癌药、免疫抑制剂等机体抵抗力低下的患者，患化脓性感染后较易导致全身性外科感染。

(三)临床表现

起病急骤，病情严重，发展迅速，无论哪种致病菌引起的感染，均可有以下共性表现。

1.症状

骤起寒战，继以高热，伴有头痛、头晕、关节酸痛、食欲差、恶心、呕吐、腹胀、腹泻、大量出汗等症状。

2.体征

体温可高达 40～41 ℃或低于 36 ℃；面色苍白或潮红；表情淡漠、烦躁不安、谵妄或昏迷；心率加快、脉搏细速；呼吸急促或呼吸困难；肝脾大、黄疸、皮下出血、瘀斑等。

3.并发症

病情严重者，可并发感染性休克、多器官功能障碍综合征等。

4.原发感染灶

全身性感染多数继发于严重创伤后的感染和各种化脓性感染，故患者尚有原发感染灶的症状和体征。

(四)辅助检查

1.血常规检查

白细胞计数和中性粒细胞比例明显增高，但老年人、全身情况差的患者及革兰阴性菌感染者可不升高或降低，并可见核左移或白细胞内中毒性颗粒。多数患者有贫血现象，且呈进行性加重趋势。

2.血生化检查

可发现肝肾功能损害、代谢性酸中毒、电解质紊乱等。

3.尿液检查

尿中可有蛋白、红细胞、白细胞和管型等。

4.细菌学检查

血液、脓液、胸腔积液、腹水、脑脊液等进行细菌培养和药物敏感试验，若有致病菌生长，则为诊断提供了可靠依据。对多次培养阴性者，应考虑厌氧菌或真菌脓毒症，需抽血做厌氧菌培养，或进行尿液和血液的真菌检查与培养。

5.影像学检查

X线、B超、CT检查等，有助于转移性脓肿的诊断，也有助于对原发感染灶的情况作出判断。

(五)治疗原则

全身性外科感染采用综合性治疗，但关键在于处理原发感染灶。

1.处理原发感染灶

及时寻找和处理原发感染灶，包括清除坏死组织和异物、消灭无效腔、充分引流脓肿，并要消除血流障碍、梗阻等相关病因。若全身感染继发于静脉留置导管感染，首先拔除静脉导管；若疑为肠源性感染则应采取针对性的措施，如及时纠正休克恢复肠黏膜的血流灌注、早期肠内营养促进肠黏膜的修复、口服肠道生态制剂维护肠道正常菌群等。

2.应用抗生素

先根据原发感染灶的性质，选用广谱抗生素，再根据细菌培养及药物敏感试验结果调整用药。对真菌性脓毒症，尽量停用广谱抗生素，或改用必需的窄谱抗生素，并全身应用抗真菌药。

3.支持治疗

包括补充血容量，输注新鲜血、血浆、人血清蛋白等。必要时，可输注丙种球蛋白。

4.对症治疗

包括控制高热，纠正水、电解质及酸碱平衡失调，镇静催眠等。

5.处理并发症和原发病

采取有效措施积极处理并发症，如感染性休克、重要脏器功能损害等，同时，还要处理糖尿病、肝硬化、尿毒症等原发病。

二、护理评估

(一)一般评估

了解有无严重创伤后感染、局部化脓性感染等病史；感染发生的时间、经过、治疗情况等；目前有无静脉留置导管或完全胃肠外营养等情况；有无营养不良、糖尿病、尿毒症、免疫缺陷等全身性疾病;有无长期使用皮质激素、免疫抑制剂、抗肿瘤药物或抗生素等情况。此外,还要了解有无抗菌药物过敏史。

(二)身体状况

了解局部感染病变的部位、性质;若为体表感染应注意分泌物或脓液的性状、红肿热痛的范围及程度、有无波动感;若为深部感染应注意有无炎性肿块、深压痛及体表局部组织水肿等。观察患者的意识、生命体征、面色、尿量等,注意有无寒战、高热、恶心、呕吐、头痛、头晕、食欲减退等全身中毒症状;有无水、电解质及酸碱平衡失调,感染性休克,以及心、肺、肝、肾、脑等重要脏器损害的症状和体征。

(三)心理-社会评估

全身性外科感染多为原发感染灶病情加重和发展的结果,发病急、病程重、变化快,患者及家属易产生紧张、焦虑、恐惧等心理反应。应观察它们的情绪变化和行为反应,判断其心理状态;还应了解他们对全身性感染的知晓程度及亲属对患者的支持程度等。

(四)辅助检查阳性结果评估

了解血常规检查有无白细胞计数明显增高或降低、中性粒细胞核左移和出现中毒颗粒等,血生化检查是否显示肝肾功能损害、代谢性酸中毒、电解质紊乱等,尿液检查有无蛋白、红细胞、白细胞、管型和酮体等,病原学检查有无致病菌生长及敏感的抗菌药物,影像学检查是否显示出感染部位及有无组织破坏或脓肿等。

(五)治疗效果评估

1.非手术治疗评估要点

经过抗菌药物治疗,体温、脉搏、呼吸恢复正常,头痛、头晕、关节酸痛、胃肠道症状等症状减轻和消失为治疗有效的指征。随着感染的控制,肝大、脾大、黄疸、皮下出血、瘀斑等症状将会随之改善。

2.手术治疗评估要点

原发感染灶经清除坏死组织和异物、引流等处理,局部脓肿缩小、愈合,新生组织生长、创伤创面愈合为治疗有效的指征。

三、主要护理诊断(问题)

(1)体温过高:与致病菌毒素吸收有关。

(2)营养失调,低于机体需要量:与机体分解代谢升高有关。

(3)焦虑、恐惧:与病情突然变化或逐渐加重有关。

(4)潜在并发症:感染性休克,水、电解质失衡和代谢紊乱,多器官功能障碍综合征等。

四、主要护理措施

(一)休息

急性期注意休息,减少运动量,恢复期适当增加活动量,避免疲劳。对症治疗,如高热者给予物理或药物降温,焦虑、失眠者遵医嘱给予镇静催眠药物,有感染性休克或并发脏器功能损害者做好对症护理,有伤口者做好伤口护理。

(二)饮食

给予高蛋白、高维生素、高热量、易消化饮食,鼓励患者多饮水。进食不足者,遵医嘱给予肠内或肠外营养,必要时输注清蛋白、血浆等。对严重感染者,可多次少量输注新鲜血液、免疫球蛋白等。

(三)用药护理

1.协助原发感染灶治疗

协助医师查找和处理原发性感染灶,如浅部感染脓肿形成或内脏感染需要手术治疗者,做好切开引流或手术清除感染灶的术前准备,手术后做好相关护理。

2.合理使用抗菌药物

严格执行医嘱,有变态反应的抗生素,使用前应做过敏试验;多种药物联合应用时,应注意配伍禁忌;将全天的抗菌药物分次静脉滴注,以保持有效血药浓度。用药期间观察药物的疗效和不良反应。

(四)心理护理

患者出现头痛、头晕、寒战、高热、心率增快、呼吸急促等症状可能会导致患者的紧张、焦虑情绪,医护人员应给予关心、照顾、安慰;及时解答患者的疑虑,增加其战胜疾病的信心。发生并发症的患者可能出现恐惧心理,医护人员加强疏导,解释耐心细致,必要时留亲人陪伴。

(五)健康教育

(1)教育人们及时治疗身体中的感染病灶,以防病情加重引起全身性感染。

(2)患感染性疾病后,若出现头痛、头晕、寒战、高热、心率增快、呼吸急促、明显虚弱等，应考虑全身性感染的可能，及时到医院接受治疗。

(3)平时应加强营养，注意锻炼身体，积极治疗糖尿病及慢性消耗性疾病等，以提高机体的抵抗力，减少全身性感染的概率。

(六)观察病情

观察患者的意识、体温、脉搏、呼吸、血压、尿量、面色、外周循环、皮温、24 小时液体出入量等，定时测定血常规、血生化、尿常规等，以尽早发现并发症。定期进行分泌物、血液细菌培养及药物敏感试验，以指导抗菌药物的使用。血液培养标本最好在寒战、高热时采集，使用抗生素过程中或使用抗生素后一段时间内不宜采血。还应观察有无因长期大量使用抗菌药物而引起的二重感染。

五、护理效果评估

(1)患者体温是否恢复正常。

(2)患者营养是否得到改善。

(3)患者焦虑、恐惧是否减轻或消失。

(4)患者潜在并发症是否得到预防或发生时能被及时发现和处理。

第二节 脑血管疾病

一、疾病概述

(一)概念

1.颅内动脉瘤

颅内动脉瘤是脑动脉壁的局限性异常扩大，以囊性动脉瘤(也称浆果样动脉瘤)最为常见，其他还有梭形动脉瘤、夹层动脉瘤、假性动脉瘤等。，动脉瘤 90%发生于颈内动脉系统，通常位于颅内大动脉的分叉处，尤以脑底动脉环(Willis 环)多见，即血管壁受血流动力学冲击力最大的部位。动脉瘤 10%发生于椎基底动脉系统，以梭形动脉瘤为常见。颅内动脉瘤破裂是引起自发性蛛网膜下腔出血最常见的原因，约占 85%。

2.缺血性脑卒中

各种原因引起的脑血管疾病急性发作，造成脑的供应动脉狭窄或闭塞，以及非外伤性的脑实质性出血并引起相应临床症状与体征，称为脑卒中。缺血性脑卒中占全部脑卒中的60%～80%，是指各种原因引起的脑血液供应障碍，导致脑组织缺血、缺氧性坏死。脑动脉闭塞导致供血区缺血超过5分钟，局部脑组织会发生脑梗死。

(二)相关病理生理

1.颅内动脉瘤

动脉瘤腔内有不同程度的血栓形成。动脉瘤外膜层有炎症细胞浸润及红细胞渗出，形成动脉瘤周围炎，是动脉瘤与周围组织粘连的主要原因。80%的非外伤性蛛网膜下腔出血是因为颅内动脉瘤破裂出血。出血3周内以纤维素网形成新的动脉瘤壁，稀疏而缺乏韧性，容易再次破裂。

2.缺血性脑卒中

脑缺血时细胞高能化合物的丢失引起 Na^{+}-K^{+} 梯度丧失，导致大量钙离子迅速进入细胞内，激活膜磷脂酶和蛋白激酶，产生前列腺素前体和花生四烯酸等炎性因子，引起血小板聚集、凝固、血管痉挛和水肿。

(三)病因与诱因

(1)颅内动脉瘤有先天因素(发育异常)、动脉粥样硬化(如梭形动脉瘤)、外伤(如损伤或持续牵拉)造成动脉瘤壁弹力纤维断裂管壁变薄，在血管内压力下形成假性动脉瘤。

(2)缺血性脑卒中：最常见的病因为动脉粥样硬化、高血压、高脂血症、糖尿病等，其他病因有非特异性脑动脉炎、脑血管淀粉样病等。

(四)临床表现

1.颅内动脉瘤

(1)非出血症状：头痛、癫痫发作。较大的动脉瘤可压迫周围脑组织产生偏瘫、动眼神经麻痹等局灶性神经障碍。

(2)出血症状：突发剧烈头痛是最常见的症状，见于97%的患者。通常伴呕吐、意识障碍、晕厥、畏光、颈项强直(脑膜刺激征)。严重者因急性颅内压增高而引发枕骨大孔疝，导致呼吸骤停。

2.缺血性脑卒中

(1)颈内静脉系统(前循环)脑梗死：对侧肢体瘫痪、感觉障碍及同侧偏盲，优势半球受累还可出现不同程度的食欲缺乏、失用和失认。当眼动脉受累时出现一过性黑蒙。

(2)椎-基底动脉系统(后循环)脑梗死:表现为眩晕、恶心、呕吐、眼球震颤、吞咽困难。

(五)辅助检查

1.影像学检查

头颅CT主要用于蛛网膜下腔的诊断,为首选检查。CTA、MRA诊断脑血管病有较大的参考价值。

2.数字减影脑血管造影

数字减影脑血管造影(DSA)是诊断脑血管病的“金标准”,显示动脉瘤或者动静脉畸形的部位、大小、形态,显示脑血管梗死部位。

3.血液化验

血糖、血脂、凝血功能检查。

(六)治疗原则

1.手术治疗

通常首选血管内介入栓塞动脉瘤或动静脉畸形术,也有选择开颅手术夹闭动脉瘤瘤颈。脑动脉完全闭塞者,应在时间窗内及时进行选择性动脉溶栓手术或者支架取栓术。大面积脑梗死行去骨瓣减压加部分梗死脑组织切除术。

2.非手术治疗

适用于缺血性脑卒中。包括扩张血管、调控血压、调控血糖、血液稀释及扩容、抗凝降纤治疗、静脉溶栓等。卒中单元管理模式有效降低脑卒中的病死率和病残率。

二、护理评估

(一)一般评估

1.生命体征

有原发性高血压病史,出血后颅内压增高,血压继续升高;小脑、脑干部位的出血或梗死,呼吸不规则,脉搏缓慢;体温无变化。早期血管痉挛发生于出血数小时之内,表现为出血后意识障碍、出血量不大但呼吸突然停止。

2.患者主诉

头痛或有晕厥、畏光、癫痫发作,较大的动脉瘤可压迫周围脑组织产生偏瘫、动眼神经麻痹等局灶性神经障碍。

3.相关记录

既往病史,治疗经过,服药种类及效果,发病诱因和经过,当地医院化验结果及 CT、MR、DSA 影像资料。

(二)身体评估

(1)老年患者既往有无动脉粥样硬化高血压病史,高血脂、糖尿病史,血管淀粉样病变,发病的特点和经过;有无创伤史。

(2)评估意识状态、瞳孔、肌力及肌张力、感觉功能、深浅反射及病理反射等。注意患者有无进行性颅内压增高及脑疝症状;有无神经系统功能障碍,是否影响患者自理能力,有无发生意外伤害的危险;是否有水、电解质及酸碱平衡失调;营养状况及重要脏器功能。

(3)脑膜刺激征:脑膜刺激征是蛛网膜下腔出血时,脑膜、脊膜受到刺激并影响到脊神经根,在牵拉刺激时引起相应肌群反射性痉挛的一种病理反射。被检查者仰卧,检查者以一手托起患者枕部,另一手置于胸前,做屈颈动作,感到抵抗力增强,即为颈部阻力增高或颈强直,在排除颈椎或颈部肌肉局部病变后,可认为有脑膜刺激征。

(4)布鲁津斯基征:被检查者仰卧,下肢伸直。检查者一手托起被检查者枕部,另一手按于其胸前,当头部前屈时,双髋与膝关节同时屈曲则为阳性。

(三)心理-社会评估

(1)患者的感知能力、认知能力是否正常,有无定向力、记忆力、注意力、语言能力等障碍,情绪状态如何。

(2)自我概念:对自己充满信心,或者是觉得自己无能为力、毫无希望。

(3)受教育的情况、职业及工作环境、经济负担给患者带来心理压力。

(4)生活与居住环境:包括卫生状况、家庭人口构成、家庭关系是否融洽、患者在家庭中的地位、病后对家庭的影响。

(5)脑血管疾病发病较急骤,患者及家属常因无心理准备而出现焦虑、恐惧不安等情绪。评估患者和家属的心理状况,患者和家属对疾病及其手术治疗方法、目的、结果有无充分了解,对手术的心理反应或对急诊手术有无思想准备,有何要求和顾虑。

(四)辅助检查阳性结果评估

无创的检查首选 CTA 或 MRA,DSA 是诊断脑血管病的金标准。出、凝血时间在正常范围内才能执行动脉溶栓治疗方案。

(五)治疗效果评估

1.非手术效果评估

腔隙性脑梗死采用静脉溶栓后,症状好转,神经功能逐渐恢复。介入材料栓塞未破裂动脉瘤和动静脉畸形,效果明显,恢复很快。6～12个月后复查脑血管造影。

2.手术效果评估

开颅夹闭颅内动脉瘤或切除动静脉畸形,手术后患者恢复需要较长一段时间。护理观察及时发现并发症、及时处理,赢得时机保护神经功能。

三、主要护理诊断(问题)

(1)焦虑:与担心疾病的预后有关。

(2)舒适的改变:与头痛、畏光有关。

(3)脑组织灌注异常:与脑缺血有关。

(4)有出血的危险:与动脉瘤再破裂有关。

(5)清理呼吸道低效/无效:与患者昏迷、吞咽咳嗽反射减弱有关。

(6)躯体移动障碍:与大脑运动中枢功能障碍有关。

(7)语言沟通障碍:与大脑语言中枢功能受损有关。

(8)有吞咽困难、窒息的危险:与意识障碍或延髓麻痹有关。

(9)有皮肤完整性受损的危险:与意识障碍、偏瘫、大小便失禁有关。

(10)潜在并发症。①颅内压增高及脑疝:与颅内出血、脑栓塞、脑梗死有关。②脑血管痉挛:与蛛网膜下腔出血有关。③肺部感染:与昏迷、吞咽咳嗽反射减弱或消失有关。④深静脉血栓形成:与血流动力学改变、长期卧床有关。

四、主要护理措施

(一)术前护理

1.预知病情变化

对于因蛛网膜下腔出血急诊入院的患者,应及时向家属交代,患者在住院期间随时可能因动脉瘤再次破裂而发生出血的危险性。

2.绝对卧床

颅内动脉瘤破裂出血患者应在ICU观察;监测意识、血压、脉搏、呼吸等生命体征;执行镇痛镇静、止血、脱水、激素、通便缓泻等对症治疗等。

3.维持血压稳定

因血压波动可能引起动脉瘤再破裂出血。应用药物控制血压在目标范围内，剧烈咳嗽致胸腔压力升高，用力排便致腹腔压力增高，强光刺激或者嘈杂的噪声，激烈的情绪波动，都有可能导致血压骤升。应该避免此类因素发生。血压骤然降低导致脑缺血，加重脑血管痉挛。理想的血压控制目标必须考虑到患者的基础血压水平。维持正常或轻度高血容量。

（二）术后护理

1.舒适卧位

床头抬高 15°～30°，避免头颈部过度扭曲以利于颅内静脉回流。动脉瘤栓塞术后，患者绝对卧床 24 小时，术侧下肢制动 6～12 小时。翻身时应扶持头部，轴线翻身。

2.病情观察

密切观察意识、瞳孔、生命体征、肢体活动与肌力、引流情况。及时发现再出血迹象。对失语患者采取书写等方式促进沟通。

3.防止意外受伤

对肢体麻木或偏瘫的患者注意防跌倒、烫伤、压疮。对躁动不安患者使用约束带，报告医师，必要时使用适合的镇静剂，防坠床。

（三）并发症观察与护理

1.脑血管痉挛

表现为一过性神经功能障碍、头痛、短暂的意识丧失、肢体麻木或偏瘫失语等。早发现及时处理，可避免脑缺血缺氧造成不可逆损伤。

2.脑梗死

因血栓形成或脑血管痉挛导致脑灌注不足引起。如果患者出现一侧肢体无力、偏瘫或加重、意识障碍加重甚至昏迷，可考虑脑梗死。遵医嘱给予扩血管、增加血容量、溶栓等治疗。

3.下肢深静脉血栓

动脉硬化、高凝血状态、长期卧床将导致下肢深静脉血栓，注意观察对比双下肢皮肤温度、肌肉弹性，是否有肿胀，及早使用抗血栓压力袜，被动运动患者肢体，尽早下床循序渐进活动。

（四）用药护理

预防脑血管痉挛采用尼莫地平，给药期间注意观察胸闷、面色潮红、血压下降、心率缓慢等不良反应。采用硝普钠控制血压必须使用微量泵，血压每 15～30 分钟测量一次，根据医嘱将血压控制在一定范围，并且注意防止血压骤升、骤降。介入治疗过程中肝素化,必要时使用鱼精蛋白中和。选择性动脉溶栓使用抗凝药物后,定时采血标本检测凝血酶原时间和活动度,注意皮肤、牙龈、穿刺部位有无出血迹象。低分子肝素钙注射方法按说明书注射在皮下。

(五)心理护理

脑血管病发病较急,病情较重。有些患者发病前没有诱因和先兆。这对于患者和家属都是严重的打击。向患者和家属介绍治疗成功的案例,树立信心配合治疗。缺血性脑卒中患者出现肢体瘫痪、活动障碍、生活不能自理,思想负担重。护士及时沟通,让患者和家属了解瘫痪肢体锻炼的重要性,配合康复治疗,尽早恢复肢体功能。

(六)健康教育

疾病相关知识,遵医嘱定期复查脑血管造影,选择适合的轻体力运动。

五、护理效果评估

(1)住院期间患者焦虑、恐惧感减轻,舒适感增强。

(2)卧床期间及静脉输液时,患者的生活需要基本得到满足。

(3)密切观察病情,及时发现变化并得到有效处理。

(4)配合康复理疗师协助患者运动。

(5)患者无压疮、跌倒等护理并发症。

(6)患者能回答按时复查的意义。

第三节　急性化脓性腹膜炎

一、疾病概述

(一)概念

腹膜炎是发生于腹腔脏腹膜和壁腹膜的炎症,可由细菌感染、化学性(胃液、胆汁、血液)或物理性损伤等引起。急性化脓性腹膜炎是指由化脓性细菌包括需氧菌和厌氧菌或两者混合引起的腹膜急性炎症,累及整个腹腔时称为急性弥漫性腹膜炎。按发病机制分为原发性腹膜炎和继发性腹膜炎。原发性腹膜炎又称为自发性腹膜炎,腹腔内无原发性病灶,致病菌多为溶血性链球菌、肺炎链球菌或大肠埃希菌。继发性腹膜炎多由于腹腔内空腔脏器穿孔、破裂,或腹腔内脏器缺血、炎症扩散引起。临床所称急性腹膜炎多指继发性化脓性腹膜炎,是一种常见的外科急腹症。

(二)相关病理生理

腹膜受到刺激后立即发生充血、水肿等炎症反应,随后大量浆液渗出,可以稀释腹腔内的毒素。并逐渐出现大量中性粒细胞和吞噬细胞,可吞噬细菌及微细颗粒,加上坏死组织、细菌和凝固的纤维蛋白,使渗出液变为浑浊而成为脓液。大肠埃希菌感染的脓液呈黄绿色、稠厚,并有粪臭味,在诊断上有着重要意义。

腹膜炎的转归取决于患者全身和腹膜局部的防御能力和污染细菌的性质、数量和时间。当患者身体抵抗力较弱,细菌数量多,毒力强时,炎症趋于恶化。这时细菌及其内毒素刺激机体的防御系统,激活多种炎性介质后,可导致全身炎症反应;毒素吸收可导致感染性休克;腹膜严重充血水肿并渗出大量液体后可引起水、电解质紊乱、蛋白丢失和贫血;腹腔内脏器浸泡在脓液中,肠管扩张、麻痹,膈肌上抬影响心肺功能加重休克。当患者年轻体壮,抗病能力强时可使病菌毒力减弱,使炎症局限和消散。当腹膜炎治愈后,腹腔内多有不同程度的粘连,部分肠管粘连扭曲可造成粘连性肠梗阻。

(三)病因与诱因

原发性腹膜炎多由血行播散、上行性感染、直接扩散、透壁性感染引起。

继发性腹膜炎多由腹内脏器穿孔、炎症、损伤、破裂或手术污染引起的。其主要的原因是急性阑尾炎,其次是胃十二指肠溃疡穿孔。病原菌以大肠埃希菌最多见,其次为厌氧类杆菌、肠球菌、链球菌、变形杆菌等,一般多为细菌性混合感染,毒性强。

(四)临床表现

早期表现为腹膜刺激症状,如腹痛、压痛、腹肌紧张和反跳痛等;后期由于感染和毒素吸收,主要表现为全身感染中毒症状。

(1)腹痛是最主要的症状,其程度随炎症的程度而异,但一般都很剧烈,不能忍受,且呈持续性。深呼吸、咳嗽、转动身体时都可加剧疼痛,故患者不愿意变动体位。疼痛多自原发病灶开始,炎症扩散后蔓延及全腹,但仍以原发病变部位较为显著。

(2)恶心、呕吐等消化道症状为早期出现的常见症状。开始时因腹膜受刺激引起反射性的恶心、呕吐,呕吐物为胃内容物;后期出现麻痹性肠梗阻时,呕吐物转为黄绿色内含胆汁液，甚至为棕褐色粪样肠内容物。由于呕吐频繁，可呈现严重脱水和电解质紊乱。

(3)发热：开始时体温可以正常，之后逐渐升高。老年衰弱的患者，体温不一定随病情加重而升高。脉搏通常随体温的升高而加快。如果脉搏增快而体温反而下降，多为病情恶化的征象，必须及早采取有效措施。

(4)感染中毒症状：当腹膜炎进入严重阶段时，常出现高热、大汗、口干、脉快、呼吸浅促等全身中毒表现。后期由于大量毒素吸收，患者则表现为表情淡漠、面容憔悴、眼窝凹陷、口唇发绀、肢体冰冷、舌苔黄干裂、皮肤干燥、呼吸急促、脉搏细速、体温骤升或下降、血压下降、休克、酸中毒。若病情继续恶化，终因肝、肾功能衰竭及呼吸循环衰竭而死亡。

(5)腹部体征：腹式呼吸减弱或消失，并伴有明显腹胀。腹胀加重常是判断病情发展的一个重要标志。肌紧张、压痛、反跳痛是腹膜炎的重要体征，始终存在，通常是遍及全腹而以原发病灶部位最为显著。腹肌紧张程度则随病因和患者全身状况的不同而有轻重不一。腹部叩诊可因胃肠胀气而呈鼓音。胃肠道穿孔时，叩诊时常发现心肝浊音界缩小或消失。腹腔内积液过多时，可以叩出移动性浊音。听诊常发现肠鸣音减弱或消失。直肠指诊时，如直肠前窝饱满及触痛，则表示有盆腔感染存在。

(五)辅助检查

1.实验室检查

血常规检查提示白细胞计数和中性粒细胞比例增多，或有中毒颗粒。病情危重或机体反应能力低下者，白细胞计数可不升高。

2.X 线检查

腹部立、卧位平片可见小肠普遍胀气，并有多个小液平面的肠麻痹征象；胃肠穿孔时多数可见膈下游离气体。

3.B 超检查

可显示腹内有积液。

4.诊断性腹腔穿刺或腹腔灌洗

根据叩诊或 B 超定位穿刺，根据穿刺液性状、气味、浑浊度、涂片镜检、细菌培养及淀粉酶测定等可判断病因。如胃十二指肠溃疡穿孔时穿刺液呈黄色、浑浊、无臭味，有时可抽出食物残渣；急性重症胰腺炎时抽出液为血性，胰淀粉酶含量高。如果腹腔穿刺抽出不凝固血液，说明有腹腔内实质脏器损伤。腹腔内液体少于 100 mL 时，腹腔穿刺往往抽不出液体，注入一定量的生理盐水后再抽液检查。

(六)治疗原则

积极消除原发病因,改善全身状况,促进腹腔炎症局限、吸收或通过引流使炎症消除。

1.非手术治疗

对于病情较轻或病情已经超过24小时且腹部体征已减轻;原发性腹膜炎;伴有严重心肺等脏器疾病不能耐受手术;伴有休克、严重营养不良、电解质紊乱等需术前纠正可采取非手术治疗。主要措施包括半卧位、禁食、持续胃肠减压、输液、输血、应用抗生素、镇静、给氧等治疗措施。

2.手术治疗

适应证:①腹腔内原发病灶严重者,如腹内脏器损伤破裂、绞窄性肠梗阻、炎症引起肠坏死、肠穿孔、胆囊坏疽穿孔、术后胃肠吻合口瘘所致腹膜炎。②弥漫性腹膜炎较重而无局限趋势者。③患者一般情况差、腹水多、肠麻痹重或中毒症状明显,尤其是有休克者。④经非手术治疗6～8小时(一般不超过12小时),如腹膜炎症状与体征均不见缓解,或反而加重者。⑤原发病必须手术解决的,如阑尾炎穿孔、胃十二指肠穿孔等。

具体措施包括处理原发病因、清理腹腔、充分引流。

二、护理评估

(一)一般评估

1.生命体征

每15～30分钟测定一次呼吸、脉率和血压。

2.患者主诉

腹痛发生的时间、部位、性质、程度、范围及伴随症状。如有呕吐,了解呕吐物性状。了解患者健康史,包括了解患者年龄、性别、职业等一般资料;了解既往病史,有无胃十二指肠溃疡或阑尾炎、胆囊炎发作史;有无腹部手术、外伤史;近期有无呼吸系统、泌尿系统感染病史或营养不良等其他导致抵抗力下降的情况。

(二)身体评估

1.腹部情况

腹式呼吸是否减弱或消失;有无腹部压痛、反跳痛、腹肌紧张及其部位、程度、范围;有无肝浊音界缩小甚至消失,或移动性浊音;肠鸣音是否减弱或消失;

直肠指诊时，如直肠前窝饱满及触痛，则表示有盆腔感染存在。

2.全身情况

患者精神状态、生命体征是否稳定、饮食活动情况；有无寒战、高热、呼吸浅快、面色苍白等感染性中毒表现；有无水、电解质、酸碱失衡表现；有无口干、肢端发冷、血压下降、神志恍惚等休克表现。

(三)心理-社会评估

了解患者及家属的心理反应和心理承受能力，有无焦虑、恐惧表现；对本病的认识程度、治疗合作情况；家属态度、家庭经济及社会支持情况。

(四)辅助检查阳性结果评估

1.实验室检查

血常规检查提示白细胞计数和中性粒细胞比例增多，或有中毒颗粒。病情危重或机体反应能力低下者，白细胞计数可不升高。

2.X 线检查

小肠普遍胀气，并有多个小液平面的肠麻痹征象；胃肠穿孔时多数可见膈下游离气体。

3.B 超检查

可显示腹内有积液，有助于原发病的诊断。

4.诊断性腹腔穿刺或腹腔灌洗

腹腔穿刺可判断原发病变，明确病因。如胃十二指肠溃疡穿孔时穿刺液呈黄色、浑浊、无臭味，有时可抽出食物残渣；急性重症胰腺炎时抽出液为血性，胰淀粉酶含量高。如果腹腔穿刺抽出不凝固血液，说明有腹腔内实质脏器损伤。腹腔内液体少于 100 mL 时，腹腔穿刺往往抽不出液体，注入一定量的生理盐水后再抽液检查。

(五)治疗效果评估

1.非手术治疗评估要点

患者主诉腹痛及恶心、呕吐情况是否好转；腹部压痛、反跳痛是否好转；生命体征是否平稳且趋于正常；水、电解质失衡是否纠正；患者精神状况是否好转。

2.手术治疗评估要点

麻醉方式、手术类型、腹腔引流管放置的位置、引流的情况、切口愈合的情况。

三、主要护理诊断(问题)

(1)腹痛、腹胀:与壁腹膜受炎症刺激有关。

(2)体温过高:与腹膜炎毒素吸收有关。

(3)体液不足:与腹腔内大量渗出、高热或体液丢失过多有关。

(4)焦虑、恐惧:与病情严重、躯体不适、担心术后康复及预后有关。

(5)潜在并发症:腹腔脓肿、切口感染。

四、主要护理措施

(一)休息

休克患者采取平卧位或头、躯干、下肢抬高20°,尽量减少搬动,以减轻疼痛。全麻术后头偏一侧,平卧位6小时,待清醒后改为半坐卧位。半坐卧位可促进腹腔内渗出液流向盆腔,有利于局限炎症和引流;可促使腹内器官下移,减轻对呼吸和循环的影响;也减轻因腹肌紧张引起的腹胀等不适。鼓励患者进行脚背和脚趾的勾、绷活动,或自下而上按摩下肢以预防下肢静脉血栓形成。

(二)饮食

胃肠穿孔患者必须禁食,并留置胃管持续胃肠减压,以抽出胃肠道内容物和积液、积气,减少消化道内容物继续流入腹腔,改善胃壁血运,利于炎症的局限和吸收,促进胃肠道恢复蠕动。手术后等肠功能恢复后才可以从流质开始逐步过渡到半流质—软食—普食,而且宜循序渐进、少量多餐,可进食富含蛋白、热量和维生素的饮食,以促进机体康复和伤口愈合。

(三)用药护理

主要为维持体液平衡和有效循环血量,保持生命体征稳定;控制感染和营养支持治疗。迅速建立静脉输液通道,遵医嘱补充液体及电解质;病情严重者,必要时输入血浆或全血等以纠正低蛋白血症和贫血。根据情况使用激素以减轻中毒症状,或使用血管活性药,以维持生命体征稳定。根据患者丢失的液体量和生理需要量计算总补液量,安排好各类液体的输注顺序,并根据患者临床表现和补液监测指标及时调整输液的成分和速度。遵医嘱合理应用抗生素,根据细菌培养及药敏结果合理选择抗生素;急性腹膜炎患者的代谢率约为正常人的140%,分解代谢增强,因此,在补充热量的同时应该补充蛋白、氨基酸等。对于长期不能进食的患者应尽早实施肠外营养支持,提高机体防御和修复能力。

（四）心理护理

做好患者及家属的沟通解释工作，稳定其情绪，减轻焦虑、恐惧；鼓励帮助患者面对和接受疾病带来的变化，尽快适应患者角色，增强战胜疾病的信心和勇气。

（五）健康教育

根据患者需要介绍有关腹膜炎的基本知识，以及检查、治疗、手术、康复等方面的知识，如禁食、胃肠减压、半卧位的重要性，制订合理的健康教育计划，提高其认识和配合治疗。

五、护理效果评估

(1)患者体温、脉搏、血压、呼吸等生命体征是否稳定。

(2)患者体液、电解质是否平衡，有无脱水、休克表现。

(3)患者腹痛、腹胀有无减轻或缓解，炎症是否得到控制。

(4)患者情绪是否稳定，焦虑程度有无减轻，是否配合治疗和护理。

(5)患者是否掌握了腹膜炎的相关知识。

(6)患者未发生腹腔脓肿或切口感染，或如果发生能够得到积极有效的处理。

妇产科护理

第一节 功能失调性子宫出血

功能失调性子宫出血简称功血，为妇科常见病。它是由于调节生殖系统的神经内分泌机制失常引起的异常子宫出血，而全身及内、外生殖器官无器质性病变存在。常表现为月经周期长短不一、经期延长、经量过多或不规则阴道出血。功血可分为排卵性功血和无排卵性功血，约85%患者属无排卵性功血。功血可发生于月经初潮至绝经期的任何年龄，约50%患者发生于绝经前期，育龄期约占30%，青春期约占20%。

一、护理评估

(一)健康史

1.无排卵性功血

(1)青春期：与下丘脑-垂体-卵巢轴调节功能未健全有关，过度劳累、精神紧张、恐惧、忧伤、环境及气候改变等应激刺激，及肥胖、营养不良等因素易导致下丘脑-垂体-卵巢轴调节功能紊乱，卵巢不能排卵。

(2)绝经过渡期：因卵巢功能衰退，卵巢对促性腺激素敏感性降低，卵泡在发育过程中因退行性变而不能排卵。

(3)生育期：可因内、外环境改变，如劳累、应激、流产、手术或疾病等引起短暂无排卵。亦可因肥胖、多囊卵巢综合征、高泌乳素血症等因素长期存在，引起持续无排卵。

2.排卵性功血

黄体功能不足的原因在于神经内分泌调节功能紊乱，导致卵泡期卵泡刺激素(FSH)缺乏,卵泡发育缓慢,雌激素分泌减少,正反馈作用不足,黄体生成素(LH)峰值不高,使黄体发育不全、功能不足。子宫内膜不规则脱落者是由于下丘脑-垂体-卵巢轴调节功能紊乱或黄体机制异常引起萎缩过程延长。

评估时注意了解患者的发病年龄、月经史、婚育史、发病诱因,有无性激素治疗不当及全身性出血性疾病史。

(二)身体状况

1.月经紊乱

(1)无排卵性功血:最常见的症状是子宫不规则性出血,特点是月经周期紊乱,经期长短不一,经量多少不定。可先有数周或数月停经;然后阴道流血,量较多,持续2～3周或更长时间,不易自止,无腹痛或其他不适。

(2)排卵性功血:黄体功能不足者月经周期缩短,月经频发(月经周期短于21天),不易受孕或妊娠早期易流产;子宫内膜不规则脱落者月经周期正常,但经期延长,长达9～10天,多发生于产后或流产后。

2.贫血

因出血多或时间长,患者出现头晕、乏力、面色苍白等贫血征象。

3.体格检查

包括全身检查和妇科检查。排除全身性疾病及生殖器官器质性病变。

(三)心理-社会状况

青春期患者常因害羞而影响及时诊治,生育期患者担心影响生育而焦虑,围绝经期患者因治疗效果不佳或怀疑为恶性肿瘤而焦虑、紧张、恐惧。

(四)辅助检查

1.诊断性刮宫

诊断性刮宫可了解子宫内膜反应、子宫内膜病变,达到止血的目的。不规则流血者可随时刮宫,用以止血。为确定有无排卵或黄体功能者于月经前一天或者月经来潮6小时内做诊断性刮宫,无排卵性功血的子宫内膜呈增生期改变,黄体功能不足显示子宫内膜分泌不良。子宫内膜不规则脱落者于月经周期第5～6天进行诊断性刮宫,增生期与分泌期子宫内膜共存。

2.B超检查

了解子宫内膜厚度及生殖器官有无器质性改变。

3.血常规及凝血功能检查

了解有无贫血、感染及凝血功能障碍。

4.宫腔镜检查

直接观察子宫内膜，选择病变区进行活组织检查。

5.卵巢功能检查

判断卵巢有无排卵或黄体功能。

(五)处理要点

1.无排卵性功血

青春期和生育期患者以止血、调整周期、促排卵为原则。围绝经期患者以止血、防止子宫内膜癌变为原则。

2.排卵性功血

黄体功能不足的治疗原则是促进卵泡发育，刺激黄体功能及黄体功能替代，分别应用氯米芬、人绒毛膜促性腺激素(HCG)和黄体酮；子宫内膜不规则脱落的治疗原则是促使黄体及时萎缩、子宫内膜及时完整脱落，常用药物有孕激素和 HCG。

二、护理问题

(1)潜在并发症：贫血。

(2)知识缺乏：缺乏性激素治疗的知识。

(3)有感染的危险：与经期延长、机体抵抗力下降有关。

(4)焦虑：与性激素使用及药物不良反应有关。

三、护理措施

(一)一般护理

患者体质往往较差，应加强营养，改善全身情况，可补充铁剂、维生素 C 和蛋白质。成人体内每 100 mL 血中大约含 50 mg 铁，行经期妇女，每天从食物中吸收铁 0.7～2.0 mg，经量多者应额外补充铁。向患者推荐含铁较多的食物，如猪肝、胡萝卜、葡萄干等。按照患者的饮食习惯，为患者制订适合的饮食计划，保证患者获得足够的营养。

(二)病情观察

观察并记录患者的生命体征、出量及入量，嘱患者保留出血期间使用的会阴垫及内裤，以便更准确地估计出血量。出血较多者，督促其卧床休息，避免过度疲劳和剧烈活动；贫血严重者，遵医嘱做好配血、输血、止血措施，执行治疗方案，维持患者正常血容量。

(三)对症护理

1.无排卵性功血

(1)止血:对大量出血患者,要求在性激素治疗8小时内见效,24～48小时内出血基本停止,若96小时以上仍不止血,应考虑有器质性病变存在。①性激素止血:应用大剂量雌激素可迅速提高血内雌激素浓度,促使子宫内膜生长,短期内修复创面而止血,主要用于青春期功血。目前多选用妊马雌酮2.5 mg或己烯雌酚1～2 mg。孕激素适用于体内已有一定水平雌激素的患者,常用药物有甲羟孕酮或炔诺酮,用药原则同雌激素。雄激素可通过拮抗雌激素、增加子宫平滑肌及子宫血管张力而减少出血,主要用于围绝经期功血患者的辅助治疗,可随时停用。联合用药的止血效果优于单一药物,可用三合激素或口服短效避孕药,血止后逐渐减量。②刮宫术:止血及排除子宫内膜癌变,适用于年龄>35岁、药物治疗无效或存在子宫内膜癌高危因素的患者。③其他止血药:卡巴克洛和酚磺乙胺可减少微血管的通透性,氨基己酸、氨甲苯酸、氨甲环酸等可抑制纤维蛋白溶酶,有减少出血量的辅助作用,但不能赖以止血。

(2)调整月经周期:一般连续用药3个周期。在此过程中务必积极纠正贫血,加强营养,以改善体质。①雌、孕激素序贯疗法:又称人工周期,通过模拟自然月经周期中卵巢的内分泌变化,将雌、孕激素序贯应用,使子宫内膜发生相应变化,引起周期性脱落。适用于青春期功血或生育期功血者,可诱发卵巢自然排卵。雌激素从月经来潮第5天开始用药,妊马雌酮1.25 mg或己烯雌酚1 mg,每晚1次,连服20天,于服雌激素最后10天每天加用甲羟孕酮10 mg,两药同时用完,停药后3～7天出血。于出血第5天重复用药,一般连续使用3个周期。用药2～3个周期后,患者常能自发排卵。②雌、孕激素联合疗法:可周期性口服短效避孕药,适用于生育期功血、内源性雌激素水平较高者或绝经过渡期功血者。③后半周期疗法:于月经周期的后半周期开始(撤药性出血的第16天)服用甲羟孕酮,每天10 mg,连服10天为1个周期,共3个周期为1个疗程。适用于青春期或绝经过渡期功血者。

(3)促排卵:适用于育龄期功血者。常用药物有氯米芬、人绒毛膜促性腺激素(HCG)等。于月经第5天开始每天口服氯米芬50 mg,连续5天,以促进卵泡发育。B超监测卵泡发育接近成熟时,可大剂量肌内注射HCG 5 000 U以诱发排卵。青春期不提倡使用。

(4)手术治疗:以刮宫术最常用,既能明确诊断,又能迅速止血。绝经过渡期出血患者激素治疗前宜常规刮宫,最好在子宫镜下行分段诊断性刮宫,以排除子宫内细微器质性病变。对青春期功血刮宫应持慎重态度。必要时行子宫次全切除或子宫切除术。

2.排卵性功血

(1)黄体功能不足。①黄体功能替代疗法:自排卵后开始每天肌内注射黄体酮 10 mg,共 10～14 天,用以补充黄体分泌黄体酮的不足。②黄体功能刺激疗法:通常应用 HCG 以促进及支持黄体功能。于基础体温上升后开始,隔天肌内注射 HCG 1 000～2 000 U,共 5 次,可使血浆黄体酮明显上升,随之正常月经周期恢复。③促进卵泡发育:于月经第 5 天开始,每晚口服氯米芬50 mg,共 5 天。

(2)子宫内膜不规则脱落。①孕激素:自排卵后第 1～2 天或下次月经前 10～14 天开始,每天口服甲羟孕酮 10 mg,连续 10 天,有生育要求可肌内注射黄体酮。②HCG:用法同黄体功能不足。

3.性激素治疗的注意事项

(1)严格遵医嘱正确用药,不得随意停服或漏服,以免引起子宫出血。

(2)药物减量必须按规定在出血停止后开始,每 3 天减量 1 次,每次减量不超过原剂量的 1/3,直至维持量,持续用至出血停止后 20 天停药。

(3)雌激素口服可能引起恶心、呕吐等胃肠道反应,可饭后或睡前服用;对存在血液高凝倾向或血栓性疾病史者禁忌使用。

(4)雄激素用量过大可能出现男性化不良反应。

(四)预防感染

(1)测体温、脉搏。

(2)指导患者保持会阴部清洁,出血期间禁止盆浴及性生活。

(3)注意有无腹痛等生殖器官感染征象。

(4)按医嘱使用抗生素。

(五)心理护理

注意情绪调节,避免过度紧张与精神刺激。特别是青春期少女,父母们不仅要关注女孩的学习状况与膳食状况,还要重视女孩的情绪变化,与其多沟通,了解其内心世界的变化,帮助其释放不良情绪,以使其保持相对稳定的精神-心理状态,避免情绪上的大起大落。

(六)健康指导

(1)宜清淡饮食,多食富含维生素 C 的新鲜瓜果、蔬菜。注意休息,保持心情舒畅。

（2）强调严格掌握雌激素的适应证，并合理使用，对更年期及绝经后妇女更应慎用，应用时间不宜过长，量不宜大，并应严密观察反应。

（3）月经期避免剧烈运动，禁止盆浴及性生活，保持会阴部清洁。

第二节　盆 腔 炎 症

女性内生殖器及其周围的结缔组织、盆腔腹膜发生炎症时称为盆腔炎，包括子宫内膜炎、输卵管炎、输卵管卵巢脓肿或囊肿、盆腔腹膜炎。炎症局限于一个部位，也可同时累及几个部位，最常见的是输卵管炎及输卵管卵巢炎，单纯的子宫内膜炎或卵巢炎较少见。盆腔炎分急性和慢性，是妇科常见病，多见于生育妇女。

急性盆腔炎主要病因有：①宫腔内手术操作后感染（如刮宫术、输卵管通液术、子宫输卵管造影术、宫腔镜检查、放置宫内节育器等，由于手术消毒不严格或术前适应证选择不当），引起炎症发作或扩散（生殖器原有慢性炎症经手术干扰也可引起急性发作并扩散）。②产后或流产后感染（分娩或流产后妊娠组织残留、阴道出血时间过长，手术器械消毒不严格、手术无菌操作不严格，均可发生急性盆腔炎）。③经期卫生不良（使用不洁的月经垫、经期性交等，均可引起病原体侵入而导致炎症）。④不洁性生活史、早年性交、多个性伴侣、性交过频可致性传播疾病的病原体入侵，引起炎症。⑤邻近器官炎症蔓延（阑尾炎、腹膜炎等蔓延至盆腔，致炎症发作）。⑥慢性盆腔炎急性发作。慢性盆腔炎常因急性盆腔炎治疗不彻底、不及时或患者体质较弱，病程迁延而致。其病情较顽固。当机体抵抗力较差时，可急性发作。

一、护理评估

（一）健康史

1.病因评估

评估急性盆腔炎的病因。急性盆腔炎如未彻底治疗，病程迁延而发生慢性盆腔炎，当机体抵抗力下降时，容易急性发作。

2.病史评估

了解有无手术、流产、引产、分娩、宫腔操作后感染史。有无经期性生活、使用不洁卫生巾及性生活紊乱；有无急性盆腔炎病史及原发性不孕史等。

3.病理评估

慢性盆腔炎的病理表现主要有以下几种。

(1)慢性子宫内膜炎：多见于产后、流产后或剖宫产后，因胎盘胎膜残留或子宫复旧不良致感染；也可见老年妇女绝经后雌激素低下，子宫内膜菲薄而易受细菌感染，严重者宫颈管粘连形成宫腔积脓。

(2)慢性输卵管炎与输卵管积水：慢性输卵管炎最常见，多为双侧性，输卵管呈轻度或中度肿大，输卵管伞端可闭锁并与周围组织粘连。输卵管峡部的黏膜上皮和纤维组织增厚粘连，使输卵管呈结节性增厚，称为结节性输卵管炎。当伞端及峡部粘连闭锁，浆液性渗出物积聚而形成输卵管积水，其表面光滑，管壁薄，形似腊肠。

(3)输卵管卵巢炎及输卵管卵巢囊肿：当输卵管炎症波及卵巢时可互相粘连形成炎性包块，或输卵管伞端与卵巢粘连贯通，液体渗出而形成输卵管卵巢脓肿，脓液被吸收后可形成输卵管卵巢囊肿。

(4)慢性盆腔结缔组织炎：炎症蔓延至宫骶韧带，使纤维组织增生、变硬。若蔓延范围广泛，子宫固定，宫颈旁组织也增厚变硬，可形成“冰冻骨盆”。

(二)身心状况

1.急性盆腔炎

(1)症状：下腹疼痛伴发热，重者可有寒战、高热、头痛、食欲缺乏、腹胀等，呈急性病容，体温升高，心率快，呼吸急促、表浅。

(2)体征：下腹部有压痛、反跳痛及腹肌紧张，肠鸣音减弱或消失。妇科检查见阴道充血，可有大量脓性分泌物从宫颈口外流；穹隆触痛明显；宫颈举痛；宫体增大，有压痛，活动受限；子宫两侧压痛明显，若有脓肿形成，可触及包块且压痛明显。

2.慢性盆腔炎

(1)症状：全身症状多不明显，有时可有低热，全身不适，易疲劳。下腹痛、腰痛、肛门坠胀、月经期或性交后症状加重，也可有月经失调，痛经或经期延长。由于输卵管阻塞可致不孕。

(2)体征：子宫常呈后位，活动受限，粘连固定，输卵管炎可在子宫一侧或两侧触到增厚的输卵管，呈条索状，输卵管卵巢积水或囊肿可摸到囊性肿物。

(三)辅助检查

急性盆腔炎做血常规检测白细胞计数增高，尤其是中性粒细胞计数升高明显,表示已感染。慢性盆腔炎一般无明显异常,急性发作时可出现血常规增高。

二、护理诊断及合作性问题

(1)焦虑:与病情严重或病程长、疗效不明显,担心生育功能有关。

(2)体温过高:与盆腔急性感染有关。

(3)疼痛:与急性盆腔炎引起下腹部腹膜炎或慢性盆腔炎导致盆腔淤血及粘连有关。

三、护理目标

(1)产妇的情绪稳定,焦虑缓解,能配合护理人员与家人采取有效应对措施。

(2)患者体温正常,无感染发生,生命体征平稳。

(3)患者疼痛减轻或消失,舒适感增加。

四、护理措施

(一)一般护理

加强健康卫生教育,指导患者安排好日常生活,避免过度劳累。增加营养,提高机体抵抗力。合理锻炼身体,可参加慢跑、散步、打太极拳、各种球类运动等。

(二)心理护理

让患者及家属了解急慢性盆腔炎相关知识,和患者及家属一起商定治疗计划,同时关心患者疾苦,耐心倾听患者诉说,尽可能满足患者需求,除其思想顾虑,减轻其担心、焦虑及恐惧的心理,增强患者对治疗的信心,使之积极配合治疗和护理。

(三)病情监护

观察体温、小腹疼痛、腰痛等症状。

(四)治疗护理

1.治疗原则

(1)急性盆腔炎:以控制感染为主,辅以支持疗法及手术治疗。根据药敏试验选择抗生素,一般通过联合用药以尽快控制感染。手术治疗针对脓肿形成或破裂的患者。

(2)慢性盆腔炎:采用综合治疗包括药物治疗(用抗生素的同时加糜蛋白酶或透明质酸和地塞米松,以防粘连,促进炎症吸收)、中医治疗(清热利湿,活血化瘀,行经止痛为主)、手术治疗(盆腔脓肿、输卵管积水或输卵管囊肿)、物理疗法

(用短波、超短波、激光等治疗技术,促进血液循环,提高新陈代谢,利于炎症吸收),同时增强局部和全身的抵抗力。

2.用药护理

按医嘱给予足量有效的抗生素,注意用药的剂量、方法及注意事项,观察输液反应等。

3.对症护理

(1)减轻疼痛:腹痛、腰痛时注意休息,防止受凉,必要时遵医嘱给镇静止痛药以缓解症状。

(2)促进睡眠:若患者睡眠不佳,可在睡前热水泡脚,关闭照明设施,保持室内安静,必要时服用镇静药物。

(3)高热时宜采用物理降温;腹胀时行胃肠减压;注意纠正电解质紊乱和酸碱失衡。为手术患者做好术前准备、术中配合及术后护理。

五、健康指导

(1)做好经期、孕期及产褥期卫生宣教。指导患者保持性生活卫生,减少性传播疾病,经期禁止性交。

(2)指导患者保持良好的个人卫生习惯,增加营养,积极锻炼身体,增强体质。

六、护理评价

(1)患者主要症状是否改善,舒适感是否增加。

(2)患者焦虑情绪是否缓解,是否能正确复述此疾病的相关知识。

第三节 产后出血

产后出血是指胎儿娩出后 24 小时内失血量超过 500 mL,是分娩期的严重并发症。其发病率占分娩总数 2%~3%,其中 80%以上在产后 2 小时内发生产后出血。

一、病因

临床上产后出血的主要原因有子宫收缩乏力、胎盘因素、软产道裂伤及凝血功能障碍等,这些病因可单一存在,也可互相影响,共同并存。

(一)子宫收缩乏力

子宫收缩乏力是产后出血的最主要、最常见的病因,占产后出血病因的70%～80%。

1.全身因素

产妇对分娩有恐惧心理,精神高度紧张;产程过长,造成产妇体力衰竭;产妇合并慢性全身性疾病;临产后过多地使用镇静剂、麻醉剂或子宫收缩抑制剂。

2.局部因素

(1)子宫过度膨胀,肌纤维过度伸展:多胎妊娠、巨大儿、羊水过多等。

(2)子宫肌水肿或渗血:前置胎盘、胎盘早剥、妊娠期高血压、宫腔感染等。

(3)宫肌壁损伤:剖宫产史、子宫肌瘤剔除术后、急产等。

(4)子宫病变:子宫肌瘤、子宫畸形等。

(二)胎盘因素

1.胎盘滞留

胎盘大多在胎儿娩出后 15 分钟内娩出,如 30 分钟后胎盘仍不娩出,胎盘剥离面血窦不能关闭而导致产后出血。常见原因:①膀胱充盈,使已剥离的胎盘滞留宫腔;②宫缩剂使用不当,使剥离后的胎盘嵌顿于宫腔内;③第三产程时过早牵拉脐带或挤压宫底,影响胎盘正常剥离,胎盘剥离不全部位血窦开放而出血。

2.胎盘粘连或胎盘植入

胎盘绒毛仅穿入子宫壁表层为胎盘粘连;胎盘绒毛穿入子宫壁肌层为胎盘植入。部分性胎盘粘连或植入表现为胎盘部分剥离、部分未剥离,导致子宫收缩不良,已剥离面的血窦开放而致出血。完全性胎盘粘连或植入因胎盘未剥离而无出血。

3.胎盘部分残留

当部分胎盘小叶、胎膜或副胎盘残留于宫腔时,影响子宫收缩而出血。

(三)软产道裂伤

常因为急产、子宫收缩过强、产程进展过快、软产道未经充分扩张、软产道组织弹性差、巨大儿分娩、会阴助产不当、未做会阴侧切或会阴侧切切口过小等,在胎儿娩出时可致软产道撕裂。

(四)凝血功能障碍

任何原因引起的凝血功能异常均可导致产后出血。

(1)妊娠合并凝血功能障碍性疾病,如血小板减少症、白血病、再生障碍性贫血、重症肝炎等。

(2)妊娠并发症导致凝血功能障碍,如重度妊娠期高血压疾病、胎盘早剥、死胎、羊水栓塞等均可影响凝血功能,从而发生弥散性血管内凝血(DIC),导致子宫大量出血。

二、临床表现

产后出血主要表现为阴道大量流血及失血性休克导致的相关症状和体征。

(一)症状

产后出血产妇会出现休克症状:面色苍白、冷汗淋漓、口渴、心悸、头晕、烦躁、畏寒、寒战,甚至表情淡漠、呼吸急促,很快会陷入昏迷状态。

胎儿娩出后立即出现鲜红色的阴道流血,应为软产道裂伤;胎儿娩出数分钟后出现暗红色阴道流血,可能是胎盘因素引起;胎盘娩出后见阴道流血较多,可能为子宫收缩乏力或胎盘、胎膜残留;胎儿娩出后阴道持续流血并有出血不凝的现象,可能发生凝血功能障碍;如果产妇休克症状明显,但阴道流血量不多,可能发生软产道裂伤而造成阴道壁血肿,此类产妇会有尿频或明显的肛门坠胀感。

(二)体征

产妇会出现脉压缩小、血压下降、脉搏细速,子宫收缩乏力和胎盘因素所致产后出血的产妇,子宫轮廓不清、触不到宫底,按摩后子宫可收缩变硬,停止按摩子宫又变软,按摩子宫时会有大量出血。如有宫腔积血或胎盘滞留,宫底可升高,按摩子宫并挤压宫底部等刺激宫缩时,可使胎盘或者积血排出。若腹部检查宫缩较好、子宫轮廓清晰,但阴道流血不止,可考虑为软产道裂伤或凝血功能障碍所致。

三、处理原则

针对出血原因,迅速止血,补充血容量。纠正失血性休克。同时防止感染。

四、护理评估

(一)病史

评估产妇有无与产后出血相关的病史。例如,孕前有无出血性疾病、有无重症肝炎、有无子宫肌壁损伤史、有无多次人流史、有无产后出血史。孕期产妇有无妊娠合并妊娠期高血压疾病、前置胎盘、胎盘早剥、多胎妊娠,产妇有无合并内科疾病。分娩期产妇有无过多使用镇静剂、情绪是否稳定、是否产程过长或急产、有无产妇衰竭、有无软产道裂伤等情况。

(二)身心状况

评估产妇产后出血所导致症状和体征的严重程度。产后出血发生初期,产妇有代偿功能,症状、体征可能不明显;待机体出现失代偿情况,可能很快进入休克期,且容易发生感染。当产妇合并内科疾病时,可能出血不多,也会很快进入休克状态。

(三)辅助检查

1.评估产后出血量

注意阴道流血是否凝固,同时估计出血量。通常有以下3种方法:

(1)称重法:失血量(mL)=[胎儿娩出后所有使用纱布、敷料总重(g)-使用前纱布、敷料总重(g)]/1.05(血液比重g/mL)。

(2)容积法:用产后接血容器收集血液后,放入量杯测量失血量。

(3)面积法:可按接血纱布血湿面积粗略估计失血量。

2.测量生命体征和中心静脉压

观察血压下降的情况;呼吸短促,脉搏细速,体温开始低于正常后升高,通过观察体温情况来判断有无感染征象。中心静脉压测定结果若低于 1.96×10^{-2} kPa 提示右心房充盈压力不足,即血容量不足。

3.实验室检查

抽取产妇血进行生化指标化验,如血常规、出凝血时间、凝血酶原时间、纤维蛋白原测定等。

五、护理诊断

(1)潜在并发症:出血性休克。

(2)有感染的危险:与出血过多、机体抵抗力下降有关。

(3)恐惧:与出血过多、产妇担心自身预后有关。

六、护理目标

(1)及时补充血容量,产妇生命体征尽快恢复平稳。

(2)产妇无感染症状发生,体温、血常规指标等正常。

(3)产妇能理解病情,并且预后无异常。

七、护理措施

（一）预防产后出血

1.妊娠期

加强孕前及孕期保健，如有凝血功能障碍等相关疾病的产妇，应积极治疗后再孕，定期接受产检，及时治疗高危妊娠。对有产后出血危险的高危妊娠者，应提早入院，住院待产。

2.分娩期

第一产程严密观察产妇的产程进展，鼓励产妇进食和休息，防止疲劳和产妇衰竭，同时合理使用宫缩剂，防止产程延长或急产，适当使用镇静剂以保证产妇休息。第二产程严格执行无菌技术，指导产妇正确使用腹压；严格掌握会阴切开的时机，保护会阴，避免胎儿娩出过快，胎儿娩出后立即使用宫缩剂，以加强子宫收缩，减少出血。第三产程时，不可过早牵拉脐带，挤压子宫，胎盘剥离征象出现后及时协助胎盘娩出，并仔细检查胎盘、胎膜是否完整，软产道有无裂伤或血肿。若阴道出血量多，应查明原因，及时处理。

3.产后观察

产后 2 小时产妇应留在产房观察，80％的产后出血发生在这一期间。注意观察产妇子宫收缩情况，恶露的色、质、量，会阴切口处有无血肿；定时测量产妇的生命体征，发现异常，及时处理。督促产妇及时排空膀胱，以免因膀胱充盈影响宫缩致产后出血。尽可能进行早接触、早吸吮，可刺激子宫收缩，减少阴道出血量。重视产妇主诉，同时对有高危因素的产妇，保持静脉通畅。做好随时急救的准备。

（二）针对出血原因，积极止血，纠正失血性休克，防止感染

1.子宫收缩乏力

子宫收缩乏力所致的产后出血可加强子宫收缩，通过使用宫缩剂、按摩子宫、宫腔填塞或结扎血管等方法止血。

（1）使用宫缩剂：胎儿、胎盘娩出后即刻使用宫缩剂促进子宫收缩。可用缩宫素肌内注射或静脉滴注，卡前列甲酯栓纳肛、地诺前列酮宫体肌内注射等均可促进子宫收缩，用药前注意产妇有无禁忌证。

（2）按摩子宫：胎盘娩出后，一手置于产妇腹部触摸子宫底部，拇指在前，其余四指在后，均匀而有节律地按摩子宫，促使子宫收缩，直至子宫收缩正常为止（图 6-1）。如效果不佳，可采用腹部-阴道双手压迫子宫方法：一手在子宫体部按

摩子宫体后壁；另一手戴无菌手套深入阴道握拳置于阴道前穹隆处，顶住子宫前壁，两手相对紧压子宫，均匀而有节律地按摩，不仅可以刺激子宫收缩，而且可压迫子宫内血窦，减少出血（图 6-2）。

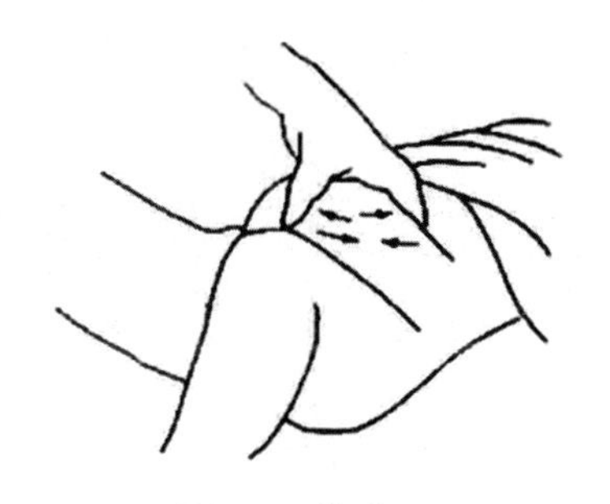
图 6-1 按摩子宫

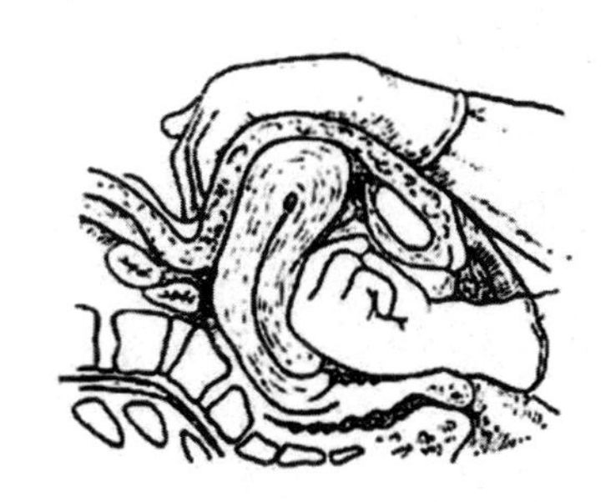
图 6-2 腹部-阴道双手压迫子宫

（3）宫腔填塞：一种是宫腔纱条填塞法。应用无菌纱布条填塞宫腔，有明显的局部止血作用，适用于子宫全部松弛无力，以及经过子宫按摩、应用宫缩剂仍然无效者。术者用卵圆钳将无菌纱布条送入宫腔内，自宫底由内向外填入宫腔。压迫止血，助手在腹部固定子宫。一般于 24 小时后取出纱条，填塞纱条后要严密观察子宫收缩情况，观察生命体征，警惕填塞不紧。若留有空隙，可造成隐匿性出血，以及宫腔内继续出血、积血而阴道不流血的假象。24 小时后取出纱条，取出前应先使用宫缩剂。另一种是宫腔填塞气囊。宫腔纱布条填塞可能会造成填塞不均匀、填塞不紧等情况而造成隐性出血，纱条填塞无效时或可直接使用宫腔气囊填塞。在气泵的作用下向球囊充气配合止血辅料对子宫腔进行迅速止血，它对宫腔加压均匀，并且止血效果较好，操作简单，便于抢救时能及时使用。

（4）结扎盆腔血管：如遇子宫收缩乏力、前置胎盘等严重产后出血的产妇，上述处理无效时，可经阴道结扎子宫动脉上行支或结扎髂内动脉。

（5）动脉栓塞：在超声提示下，行股动脉穿刺插入导管至髂内动脉或子宫动脉，注入吸收性明胶海绵栓塞动脉。栓塞剂可于 2～3 周自行吸收，血管恢复畅通，但需要在产妇生命体征平稳时进行。

（6）子宫切除：如经积极抢救无效者，危及产妇生命，根据医嘱做好全子宫切除术的术前准备。

2.胎盘因素

怀疑有胎盘滞留时应立即做阴道检查或宫腔探查，做好必要的刮宫准备。胎盘已剥离者，可协助产妇排空膀胱，牵拉脐带，按压宫底，协助胎盘娩出。若胎盘部分剥离、部分粘连时，可徒手进入宫腔，协助剥离胎盘后取出。若胎盘部分残留者。徒手不能取出胎盘,使用大刮匙刮取残留胎盘;胎盘植入者,不可强行剥离,做好子宫切除的准备。

3.软产道裂伤

应及时准确地进行修复缝合。如果出现血肿,则需要切开血肿、清除积血、缝合止血,同时补充血容量,必要时可置橡皮引流。

4.凝血功能障碍

排除以上各种因素后,根据血生化报告,针对不同病因治疗,及时补充新鲜全血,补充血小板、纤维蛋白原或凝血酶原复合物、凝血因子等。如果发生弥散性血管内凝血应进行抗凝与抗纤溶治疗。积极抢救。

5.失血性休克

对失血量多的产妇,其休克程度与出血量、出血速度和产妇自身状况有关。在抢救的同时,尽可能正确地判断出血量,判断出血程度,并补充相同的血量为原则,止血治疗的同时进行休克抢救。建立有效的静脉通路,测量中心静脉压,根据医嘱补充晶体和胶体,纠正低血压。给予产妇安静的环境,平卧,吸氧并保暖,纠正酸中毒,同时观察产妇的意识状态、皮肤颜色、生命体征和尿量。根据医嘱使用广谱抗生素防止感染。

(三)健康指导

(1)产后出血后,产妇抵抗力下降、活动无耐力,医护人员应主动给予产妇关心,使其增加安全感,并且帮助产妇进行生活护理,鼓励产妇说出内心感受,针对产妇的情况,逐步改善饮食,纠正贫血,逐步增加活动量,促进预后。

(2)指导产妇加强营养和适度活动等自我保健知识,同时宣教关于自我观察子宫复旧和恶露情况,自我护理会阴伤口、功能锻炼等方法。指导产妇定时产后检查,随时根据医师的检查结果调节产后自我恢复的方案。向产妇提供产后避孕指导,产褥期禁止盆浴,禁止性生活。晚期产后出血可能发生于分娩 24 小时后,于产褥期发生大量出血,也可能发生于产后 1～2 周,应予以高度警惕。

急诊科护理

第一节 急性中毒

一、一氧化碳中毒

在生产和生活中，含碳的物质不完全燃烧产生一氧化碳(CO)，人吸入过量一氧化碳后可发生急性一氧化碳中毒。

(一)病因和发病机制

1.病因

一氧化碳为无色、无味的气体，气体相对密度0.967，几乎不溶于水。在工业生产中，合成光气、甲醇等需一氧化碳作原料；炼钢、炼焦、矿井爆破、瓦斯爆炸等可产生大量一氧化碳，若发生泄漏或通风不良极易发生急性一氧化碳中毒。在失火现场、室内启动内燃机车或内燃机车通过隧道时排出的尾气，均可使空气中的一氧化碳达到有害的浓度。在日常生活中，因使用煤炉、燃气热水器及煤气泄漏所发生的急性一氧化碳中毒，是生活性中毒最常见的原因。

2.发病机制

一氧化碳经呼吸道吸入后，迅速经肺弥散入血，与血红蛋白结合成稳定的碳氧血红蛋白(HbCO)。血红蛋白与一氧化碳的亲和力较氧气大200～300倍，HbCO的解离度仅为氧合血红蛋白(HbO_2)的1/3 600。HbCO不能携带氧气致低氧血症，还能使HbO_2的解离曲线左移，阻碍氧气在组织中的释放造成组织缺氧。另外，一氧化碳可与肌球蛋白结合，影响细胞内氧的弥散，损害线粒体功能；还可与线粒体中的细胞色素结合，抑制细胞呼吸。总之，一氧化碳中毒时阻断了氧的吸收、运输和利用，使机体处于严重缺氧状态。

（二）临床表现

1.急性中毒

急性一氧化碳中毒的临床表现与血液中 HbCO 浓度有密切关系，同时也与患者的健康状态如有无心脑血管疾病，以及中毒时体力活动等有关。发病多突然，按中毒的程度分为 3 级。

(1)轻度中毒：患者有剧烈头痛、头晕、心悸、乏力、恶心、呕吐、视物不清、感觉迟钝、嗜睡、意识模糊、幻觉、谵妄、惊厥等，口唇黏膜呈樱桃红色。若脱离中毒环境吸入新鲜空气或氧疗，症状很快消失。

(2)中度中毒：患者出现呼吸困难、昏迷，瞳孔对光反射和角膜反射迟钝，腱反射减弱，生命体征可有轻度变化。经氧疗后可以恢复正常且无明显迟发性脑病。

(3)重度中毒：患者呈深昏迷状态或呈去大脑皮质状态。受压部位的皮肤可出现大水疱和红肿；受压肢体肌肉可出现压迫性肌肉坏死(横纹肌溶解症)，常有脑水肿、肺水肿、呼吸衰竭、心肌损害、心律失常、休克、急性肾衰竭等并发症。病死率高，幸存者可有不同程度的迟发性脑病。

2.迟发性脑病

重度中毒患者在意识障碍恢复后，有 3%～30%经 2～60 天的“假愈期”，出现迟发性脑病症状。表现为下列之一。①精神意识障碍：痴呆木僵、谵妄状态或去大脑皮质状态等。②锥体外系症状：帕金森病等。③锥体系症状：偏瘫等。④大脑局灶性功能障碍：失语、失明或继发性癫痫等。⑤周围神经症状：感觉或运动功能障碍。

（三）辅助检查

血液 HbCO 测定是诊断急性一氧化碳中毒的标志物，但采血要早，因脱离现场数小时后血液 HbCO 即可降至正常。最好用分光镜检查法，不仅有确诊价值，对临床分型亦有重要参考价值。正常血液 HbCO 含量可达 5%～10%，一般轻度中毒为 10%～20%，中度中毒为 30%～40%，重度中毒为 50%以上。紧急或条件不具备时亦可用加碱法(简易法)：取患者 1～2 滴血液，用3～4 mL蒸馏水稀释后加 10%氢氧化钠1～2滴混匀，观察颜色变化，正常血液呈绿色；若 HbCO 浓度达 50%以上时，颜色无变化，仍呈淡红色。

（四）诊断和鉴别诊断

1.诊断

根据一氧化碳接触史，突然出现的中枢神经系统症状，如头痛、头晕、意识障碍，皮肤黏膜呈樱桃红色等，可作出诊断。职业性中毒多为意外事故，群体性发病，接触史比较明确；怀疑生活性中毒者应询问发病时周围的环境，如炉火烟囱有无通风不良及同室其他人员的情况等。血液 HbCO 测定可助确诊。

2.鉴别诊断

急性一氧化碳中毒需与脑血管意外、脑外伤及其他毒物中毒所致的意识障碍相鉴别。根据接触史、皮肤黏膜呈樱桃红色等鉴别不难。必要时测定血液 HbCO。

(五)治疗

在中毒现场要立即将患者转移至空气新鲜处，保持呼吸道通畅。临床上治疗急性一氧化碳中毒，主要措施是积极纠正缺氧和防治脑水肿。

1.纠正缺氧

氧疗是抢救一氧化碳中毒最主要的措施。吸氧能促进血液 HbCO 的解离，加速一氧化碳的排出；亦可增加血液中的物理溶解氧。对昏迷或有昏迷史、HbCO ＞25％、出现明显心血管系统症状的患者，应给予高压氧治疗。高压氧治疗不仅可缩短病程，降低病死率，而且可减少或防止迟发性脑病的发生。

2.防治脑水肿

急性一氧化碳中毒 2～4 小时即可出现脑水肿，24～48 小时达高峰。应及早应用脱水剂、利尿剂和糖皮质激素等，以防治脑水肿，促进脑血液循环。一般 2～3 天后，可逐渐减量至停药。

3.对症支持治疗

有惊厥者，应积极应用抗惊厥药，如地西泮等，防止惊厥加重而缺氧导致病情恶化。高热者应进行物理降温或采用冬眠疗法，注意寻找高热的原因并采取相应的治疗措施。应用改善脑组织代谢的药物，如能量合剂、脑活素等，促进脑细胞的恢复。急性一氧化碳中毒昏迷者经抢救苏醒后，应绝对卧床休息，加强护理，并密切观察 2 周，及时发现并治疗迟发性脑病。

(六)护理要点

1.一般护理

(1)将患者放至空气流通处，高流量吸氧或行高压氧治疗。昏迷或烦躁患者应加强保护措施，以免发生坠床、骨折等。

(2)昏迷患者取侧卧位或平卧、头偏向一侧，及时清除口腔内分泌物，保持呼吸道通畅，加强皮肤护理，定时翻身、按摩，预防褥疮的发生。

(3)昏迷者暂禁饮食,通过静脉补充营养,必要时鼻饲。神志清醒后鼓励患者进食,多饮水。

2.病情观察与护理

(1)严密观察患者的体温、脉搏、呼吸、血压、尿量,并填写特别记录单,以便及时采取救治措施。高热者可采用物理降温。

(2)发现昏迷的患者,可按昏迷进行护理,注意安全及保持呼吸道的通畅,防止坠床、窒息及吸入性肺炎。昏迷患者清醒后仍需注意观察,以便及时发现再度出现昏迷的先兆症状,予以及早防治。

(3)注意神经系统的表现及皮肤、肢体受压部位损害情况,如有无急性痴呆性木僵、癫痫、失语、肢体瘫痪、惊厥、震颤麻痹、皮肤水泡、筋膜间隔综合征等。

3.对症护理

(1)重度中毒患者伴有抽搐、呕吐时,应将患者头偏向一侧,及时清除口腔内呕吐物,防止吸入气管。抽搐发作时,应将缠有纱布的压舌板放于上、下臼齿之间,防止舌咬伤,并记录抽搐发作的次数、下臼齿之间,防止舌咬伤,并记录抽搐发作的次数、持续时间、间隔时间等,遵医嘱给予镇静剂,并观察疗效。

(2)由于缺氧患者表现有呼吸困难、胸闷,严重者可出现呼吸衰竭。应严密观察呼吸速率、节律、深浅度的变化,保持呼吸道通畅,正确给氧,必要时行气管插管、呼吸机辅助呼吸,遵医嘱应用呼吸兴奋剂。

(七)健康教育

大力加强一氧化碳的基本知识和防护措施的宣传。工矿车间应认真执行安全操作规程,注意个人防护,普及急救知识。车间定期测定空气中一氧化碳的浓度,检修煤气管道。冬季,及时向居民宣传取暖时不能将煤炉或炭火放在密闭的卧室中;厨房的烟囱必须通畅;装有煤气管道的房间不能做卧室;用煤气热水器者,切勿安装在浴室内,不要用燃烧煤气来取暖。接触一氧化碳的人若有头晕、头痛,要立即离开所在环境,以免中毒加深。

二、百草枯中毒

(一)定义

百草枯又名克芜踪,属于吡啶类除草剂,国内商品为20%的百草枯溶液,是目前我国农村使用比较广泛的、毒性最大的除草剂之一。国外报道中毒病死率为64%,国内有报道病死率高达95%。

百草枯可经皮肤、呼吸道、消化道吸收,吸收后通过血液循环几乎分布于所有的组织器官，肺中浓度最高，肺纤维化常在第5～9天发生，2～3周达到高峰，最终因肺纤维化呼吸窘迫综合征死亡。中毒机制与超氧离子的产生有关，急性中毒主要以肺水肿、肺出血、肺纤维化和肝、肾损害为主要表现。百草枯吸收后主要蓄积于肺组织，被Ⅰ、Ⅱ型肺泡细胞主动摄取和转运，经线粒体还原酶Ⅱ、细胞色素C还原酶催化，产生超氧化物阴离子、羟自由基、过氧化氢（H_2O_2）等，引起细胞膜脂质过氧化，造成细胞破坏，导致多系统损害。

（二）护理评估

（1）评估神志、面色、呼吸、氧饱和度。

（2）询问服用毒物名称、剂量、时间，服毒前后是否饮酒，是否在当地医院洗胃或采取其他抢救措施。

（3）了解患者的生活史、过去史、近期精神状况等。

（4）查看药液是否溅在皮肤上或双眼上。

（5）局部皮肤有否擦伤。

（6）评估患者有无洗胃的禁忌证。

（7）体位、饮食、活动、睡眠状况。

（8）皮肤颜色，尿量、尿色。

（9）心理状况：有无紧张、焦虑等心理反应。

（10）家庭支持和经济状况。

（11）实验室检查：血常规、电解质、肝功、肾功。

（12）辅助检查：胸部X线检查、CT。

（13）用药的效果及不良反应。

（三）护理问题/关键点

舌、口及咽部烧灼疼痛；咳嗽；进行性呼吸困难；发绀；少尿；黄疸；恐惧。

（四）护理措施

（1）无心跳呼吸者立即给予心肺脑复苏及进一步生命支持；有心跳呼吸者，清除口鼻分泌物，保持呼吸道通畅；昏迷患者去枕平卧位，头偏向一侧，并给予持续心电监护、血压、氧饱和度监测。

（2）立即洗胃：患者来院后立即洗胃，洗胃时洗胃液体温度要适宜，适宜温度既可避免促进毒物吸收，又可避免因温度低而使患者发生寒战等不良反应。每次注入量以200～300 mL为宜，若＞500 mL，会促进胃内容物进入肠道，影响洗胃效果。

(3)清除体内尚未吸收的毒物,在尽早洗胃的基础上,口服20%甘露醇导泻,口服活性炭吸附毒物。

(4)开通静脉通路,根据患者情况给予胃黏膜保护剂、保肝药物,给予抗氧化剂(维生素C)及抗生素等。尽早应用激素、抗自由基药物,尽早应用大剂量激素可预防肺纤维化的形成。激素应早期、足量、全程。

(5)密切观察病情变化:百草枯中毒后密切观察患者意识状态、瞳孔、心率、心律、血压、脉搏、呼吸、血氧饱和度等情况,发现异常及时报告医师,积极抢救。准确记录尿量,必要时留置尿管,观察尿液性状、颜色,有无肉眼血尿、茶色尿,有无少尿、无尿症状出现。观察呕吐物及大便颜色、性状及量,以判断有无消化道出血,还要防止呕吐物误吸入呼吸道引起窒息。特别注意有无肺损害现象,因百草枯对机体各个组织器官有严重损害,尤以肺损害为主。应密切观察呼吸的频率、节律,有无胸闷、咳嗽及进行性呼吸困难,有无呼吸道梗阻及咯血等。

(6)口腔护理:百草枯具有腐蚀性,口服2~3天可出现口腔黏膜、咽喉部糜烂溃疡,舌体、扁桃体肿大疼痛,黏膜脱落易继发感染。在护理过程中要特别注意保持口腔清洁,可用生理盐水及利多卡因溶液交替含漱,随时保持口腔清洁,减少因分泌物渗出引起的粘连、出血、感染。出现腹部疼痛、消化道出血,给予止血药物,并仔细观察大便的颜色、次数和量。

(7)呼吸道护理:由于肺是百草枯毒性作用的靶器官,进入人体的百草枯被组织细胞摄取后在肺内产生氧自由基,造成细胞膜脂质氧化,破坏细胞结构,引起细胞肿胀、变性、坏死,进而导致肺内出血、肺水肿、透明膜变性或纤维细胞增生。肺纤维化多在中毒后5~9天内发生,2~3周达高峰。因此,应保持呼吸道通畅,鼓励患者深呼吸,用力咳嗽,积极进行肺功能锻炼,定期进行胸部X线检查,发现异常及时处理。

(8)肾功能的监测:百草枯中毒可造成肾小管急性坏死,导致不同程度的肾功能损害。百草枯中毒1~3天即可出现肾功能损害,在中毒12小时,患者即可出现蛋白尿及血尿,甚至出现肾衰竭。尿量是反映肾功能情况最直接的指标,严格记录24小时尿量,观察尿量及有无尿频、尿急、尿痛等膀胱刺激症状;根据尿量调整输液量及输液速度,发现少尿或多尿,要及时报告医师,定期做生化、肾功能、尿常规化验。

(9)饮食护理:禁食期过后鼓励患者饮食,早期如牛奶、米汤等,逐渐加入鸡蛋、瘦肉等高蛋白、高维生素、高碳水化合物类食品,如因咽喉部疼痛不能进食时,可于进食前给予利多卡因稀释后含漱,以减轻疼痛,必要时给予鼻饲,以保证营养供给。

(10)基础护理:患者入院后立即脱去污染衣物并清洗皮肤;有呕吐者,随时更换衣服及床单,给患者创造一个整洁、舒适的环境。同时加强营养支持,按医嘱要求完成当日补液量及输入各种药物。

(11)心理护理:服药中毒后给患者造成的身心痛苦及预后的担忧使之产生焦虑、恐惧心理,护理人员应同情、理解患者,给患者讲解治疗措施对抢救生命的重要性,加强心理疏导、安慰。多给予劝导、鼓励,尽可能满足患者的合理要求,帮助患者渡过情绪的低谷,使其能积极配合治疗与护理。

(五)护理评价

(1)患者生命体征是否稳定。

(2)洗胃是否彻底。

(3)患者有无并发症发生。

(六)健康教育

(1)向患者和家属讲解此病的疗程,让患者和家属积极配合治。

(2)普及防毒知识,讲解口服百草枯的毒性和危害性。

(3)定期随访,了解患者的活动能力和生存质量。

三、有机磷农药中毒

有机磷杀虫药是当今农业生产使用最多的农药,品种达百余种,广泛用于杀灭农作物害虫,对人畜均有毒性。大多呈油状或结晶状,通常在酸性环境中稳定,遇碱则易分解,色泽由淡黄至棕色,稍具挥发性且有蒜味。一般难溶于水,也不易溶于多种有机溶剂。但敌百虫例外,不仅溶于水,且在碱性溶液中变为毒性更大的敌敌畏。

(一)病因和发病机制

1.病因

(1)生产性中毒:在生产过程中发生泄漏、在产品出料和包装或在事故的抢修过程中,有机磷污染口罩、衣服或破损的手套等,被吸入或经皮肤吸收发生中毒。

(2)使用性中毒:在使用过程中发生的中毒主要是喷施有机磷时,操作不当致药液污染皮肤或被吸入而发生中毒;亦可因在配制过程中用手直接接触原液发生中毒。

(3)生活性中毒:日常生活中发生的中毒主要是由于误服、自服;亦可见于饮用被污染的水或食入被污染的食品;偶见于滥用有机磷治疗头虱等皮肤病。

2.毒物的吸收和代谢

有机磷经胃肠道、呼吸道和肺、皮肤和黏膜吸收。吸收后迅速分布于全身各组织器官,在脂肪组织中储存。代谢主要在肝脏内进行,一般过程为先氧化后水解,氧化后的产物毒性大多增强,水解后则多被解毒,如对硫磷经肝细胞微粒体的氧化酶系统氧化为对氧磷后,对胆碱酯酶的抑制能力增加300倍,然后经水解降低毒性。有机磷排泄较快,一般吸收后6～12小时血浓度达高峰,经肾由尿排出,48小时完全排出体外,体内无蓄积。

3.发病机制

有机磷在机体内通过抑制很多酶的活性而发生毒性作用,但主要是通过亲电子性的磷与胆碱酯酶(ChE)结合,形成磷酰化胆碱酯酶,抑制ChE活性,特别是乙酰胆碱酯酶(AChE)的活性,使AChE失去分解乙酰胆碱的能力,乙酰胆碱在生理效应部位积蓄,产生一系列胆碱能神经过度兴奋的表现。

(二)临床表现

1.胆碱能危象

有机磷中毒的潜伏期视毒物的品种、摄入途径和吸收剂量而异,口服中毒最短,可在10分钟左右发病;经皮肤和呼吸道摄入者较长,一般2～6小时。

(1)毒蕈碱样症状:毒蕈碱样症状是因M-受体兴奋性增高引起的平滑肌痉挛和腺体分泌增加,类似于毒蕈碱中毒。表现为恶心、呕吐、腹痛、腹泻、大小便失禁、多汗、流涎、瞳孔缩小、心率减慢、支气管痉挛和分泌物增多等,严重者出现肺水肿。

(2)烟碱样症状:烟碱样症状是因N-受体兴奋性增高引起的横纹肌过度兴奋,类似烟碱中毒。表现为全身横纹肌肌张力增强、肌纤维震颤、肌束颤动,甚至全身抽搐;而后发生肌力减退和瘫痪,甚至呼吸肌麻痹致呼吸衰竭死亡。

(3)中枢神经系统症状:主要是因中枢神经系统乙酰胆碱蓄积导致中枢神经系统功能紊乱。表现有头晕、头痛、软弱无力、共济失调、意识模糊甚至昏迷等。

有机磷中毒的病情分级以临床表现为主。①轻度中毒:出现轻度中枢神经系统和毒蕈碱样症状。②中度中毒:除有轻度中毒表现外,伴有肌颤、大汗淋漓。③重度中毒:有昏迷、抽搐、肺水肿、呼吸肌麻痹等发生者。

2.局部损害

敌敌畏、敌百虫、对硫磷、内吸磷等接触皮肤可引起变态反应性皮炎,并可出现水疱和剥脱性皮炎。有机磷滴入眼部可引起结膜充血和瞳孔缩小。

3.中间肌无力综合征

因发生在胆碱能危象控制之后，迟发性神经病变发生之前而命名，多发生在急性中毒后24～96 小时，发生率在 7%左右。表现为在神志清醒的情况下出现颈、上肢和呼吸肌麻痹，可有眼睑下垂、面瘫、声音嘶哑等脑神经受累的表现。常迅速发展为呼吸衰竭而致死。

4.迟发性周围神经病变

少数患者在胆碱能危象控制后 2～4 周，出现肢体麻木、刺痛、对称性手套或袜套样感觉异常，伴肢体萎缩无力，重者出现轻瘫或全瘫，一般下肢重于上肢。多在 6～12 个月恢复。

(三)辅助检查

全血 ChE 活力测定是诊断有机磷中毒的特异性指标，对病情判断、疗效判断和预后估计均有重要价值。以正常人全血 ChE 活力值作为 100%，全血 ChE 活力值在 70%～50%为轻度中毒；50%～30%为中度中毒；30%以下为重度中毒。但此酶的活力下降程度并不与病情轻重完全平行，对有机磷中毒的分级应以临床表现为主，全血 ChE 的活力测定作为参考。

(四)诊断和鉴别诊断

1.诊断

根据接触史和临床典型表现(如呼出气中有蒜味、大汗淋漓、肌纤维颤动、瞳孔针尖样缩小等)一般即可作出诊断。如测定全血 ChE 活力降低，更可确诊。

2.鉴别诊断

有机磷中毒需与拟除虫菊类及杀虫脒等其他的常见农药中毒相鉴别。除有机磷外，其他常见农药中毒者呼出气体和口腔中无蒜味、全血 ChE 活力正常，可资鉴别。其他如中暑、急性胃肠炎、脑炎等疾病，与有机磷中毒鉴别一般不困难。

(五)治疗

1.迅速清除毒物

在生产和使用中发生的中毒要立即离开现场，脱去污染的衣服，用肥皂水或清水彻底清洗污染的皮肤、毛发和指甲，注意不要用温水或酒精擦洗，以免促进毒物的吸收。眼内被污染者要用清水冲洗干净。口服中毒者用清水、2%碳酸氢钠溶液(敌百虫中毒禁用)或 1∶5 000 高锰酸钾溶液(对硫磷禁用)反复洗胃，直至洗清为止，然后再用硫酸钠 20～40 g 溶于 20 mL 水中一次口服导泻，亦可用甘露醇或硫酸镁导泻。

2.促进已吸收毒物的排出

积极补充液体和电解质的同时，使用利尿剂(如呋塞米)以促进有机磷的排泄。血液净化技术在治疗重度有机磷中毒中具有显著疗效，可选用血液灌流加血液透析，早期反复应用可有效清除血液中和蓄积于组织内释放入血的有机磷，提高治愈率。

3.特效解毒药的应用

(1)抗胆碱药：即阿托品和莨菪碱类药，能与胆碱争夺胆碱能受体，有效阻断毒蕈碱作用和解除呼吸中枢抑制，但对烟碱样症状无效。阿托品的用法见表 7-1，用药至毒蕈碱样症状缓解，或临床出现瞳孔较前明显扩大、皮肤干燥、颜面潮红、心率加快等"阿托品化"时，再逐渐延长用药间隔时间或减少用药剂量，直至停药；若用药过程中出现瞳孔扩大、神志模糊、烦躁不安、抽搐、昏迷等，则提示阿托品中毒，应停用。山莨菪碱在解除平滑肌痉挛、减少分泌物等方面优于阿托品且无大脑兴奋作用，推荐使用。

(2)胆碱酯酶复活剂：即肟类化合物，能使被抑制的 ChE 恢复活性，对减轻或消除烟碱样作用较为明显，但不能使老化的 ChE 恢复活性。中毒 24 小时后，磷酰化的 ChE 老化率达 97%，故宜早用；已复活的 ChE 可被组织释放的有机磷再次抑制，故宜重复使用。常用的 ChE 复活剂有氯解磷定(PAM-Cl)、碘解磷定(PAM-I)及解磷注射液等，用法见表 7-1。

表 7-1　有机磷杀虫剂中毒解毒剂的用法

药名	轻度中毒	中度中毒	重度中毒
阿托品	1.0～2.0 mg 肌内注射，必要时1～2 小时后重复 1 次	2.0～4.0 mg 肌内注射或静脉注射，10～20 分钟重复 1 次	5～10 mg 肌内注射或静脉注射，以后每 5～10 分钟 3～5 mg
PAM-Cl	0.25～0.5 g 肌内注射必要时 2 小时后重复 1 次	0.5～0.75 g 肌内注射或静脉注射，1～2 小时后重复 1 次，以后每 2 小时重复 1 次	0.75～1.0 g 肌内注射或静脉滴注，0.5 小时可重复 1 次，以后每2 小时重复 1 次
PAM-I	0.5 g 缓慢静脉注射，必要时 2 小时重复 1 次	0.5～1.0 g 缓慢静脉注射，1～2 小时后重复或静脉滴注维持	1.0～2.0 g 缓慢静脉注射，0.5 小时后可重复 1 次，以后 0.5 s/h静脉注射或静脉滴注
解磷注射液	0.5～1 支肌内注射	1～2 支肌内注射或静脉注射，1 小时后重复 1 次	2～3 支肌内注射或静脉注射，1 小时后重复 1～2 支

4.对症治疗

有机磷中毒的主要死亡原因是肺水肿、呼吸肌麻痹、呼吸中枢衰竭、脑水肿等。对症治疗应以维持心肺功能为重点，保持呼吸道通畅，做好心电监护，一旦出现呼吸衰竭，应予以辅助呼吸，直至自主呼吸稳定；脑水肿者，及时应用脱水剂和糖皮质激素。对重度中毒者，症状消失后至少要观察3～7天。

(六)护理要点

1.一般护理

(1)立即脱去患者污染的衣服并保存。

(2)大量清水或肥皂水冲洗污染皮肤，特别注意毛发、指甲部位。禁用热水或酒精擦洗。腿部污染可用2%碳酸氢钠溶液、生理盐水或清水连续冲洗。

(3)口服中毒者要立即用清水、2%碳酸氢钠(敌百虫忌用)或1∶5 000高锰酸钾(硫酸忌用)反复洗胃，直至清洗后无大蒜气味为止。

(4)患者躁动不安，精神运动兴奋时，要及时安好床挡，或用束带等安全保护措施。患者尿失禁时，应留置导尿管，按时排放尿液，冲洗膀胱，以防止尿路感染。

(5)对大小便失禁者，要及时更换污染物，保持患者清洁和床铺清洁干燥。

(6)为患者及时更换体位，按时翻身，按摩受压部位。

(7)及时为患者清除呼吸道分泌物，防止患者发生误吸。

(8)患者情绪稳定后，选择适当时机讲解有机磷类农药的作用，鼓励患者树立信心，认识再发生的危害性，使患者提高自身认识。

2.病情观察与护理

(1)密切观察呼吸情况，及时纠正缺氧。有机磷中毒所致的呼吸困难较常见，在抢救过程中应严密观察呼吸情况，若发现痰量增多，应及时吸痰。若发现辅助呼吸肌收缩、呼吸不规则、呼吸表浅等呼吸衰竭先兆；患者出现咳嗽、胸闷、咳大量泡沫样痰时，提示有急性肺水肿，均应立即报告医师并按医嘱做好抢救准备。协助医师进行气管内插管或气管切开，用正压人工辅助呼吸，有条件的可选用同步压力控制型呼吸器维持有效呼吸。使用呼吸器进行人工辅助呼吸时，必须有专人在床旁监护，以保持高流量氧气吸入，纠正缺氧。

(2)注意观察血压变化。中毒早期，患者血压多有升高；而到中毒晚期血压则下降，甚至发生休克。恢复期患者血压升高是反跳的先兆。重度中毒患者血压下降是危险征象。因此，应密切观察血压的变化，发现异常，应通知医师，并按医嘱采取相应的措施。

(3)注意观察有无喷射样呕吐、头痛、惊厥、抽搐等脑水肿征象,发现后及时报告医师,并按医嘱用20%甘露醇200～400 mL快速静脉滴注或呋塞米40～60 mg溶于25%葡萄糖液中静脉推注。必要时可重复使用。

(4)注意观察瞳孔变化,多数患者中毒后即出现意识障碍,瞳孔缩小为其特征之一。因此,应注意如瞳孔扩大表示阿托品用量已足,瞳孔再度缩小是病情反复的征象,应通知医师并按医嘱采取治疗措施。

(5)及时测量体温,注意观察体温变化。有机磷农药中毒患者,由于中毒后肌肉震颤和强力收缩而致产热增加,大量使用阿托品可引起散热障碍及可能继发感染,体温升高是常见的。当体温高达38.5 ℃以上时,应给予物理降温,同时应检查瞳孔、肺部啰音、皮肤、神志等变化,以了解是否阿托品化。如已出现阿托品化,则应报告医师按医嘱减少阿托品用量。若有感染征象,则应按医嘱给予抗感染治疗。

(6)应注意观察有无尿潴留,若有尿潴留则需安置保留导尿管,到患者清醒后即刻拔除。注意呕吐物、粪便的性质和量,必要时留取标本,若发现有出血征象,应报告医师并按医嘱采取相应措施。若出现昏迷,则应按昏迷患者进行护理。

(7)要注意观察药物不良反应及“反跳”现象,使用阿托品过程中应及时、准确记录,用药时间、剂量及效果。严格交接班,严密观察有机磷反跳现象,及时处理。

(8)详细记录出入量,对频繁呕吐或腹泻引起脱水及电解质紊乱者,应及时送验血标本,按医嘱给予补液,严重者应做好输血准备。

(9)对恢复期患者的护理绝对不能放松,尤其是病情观察更应细致。如发现流涎增多、胸闷、冷汗、呼吸困难、瞳孔缩小等“反跳”的早期征象,应立即通知医师并做好抢救准备。对易发生反跳的乐果、氧化乐果、久效磷、敌敌畏等农药中毒的恢复期护理,不能少于7天。最近有人认为恢复期观察应以流涎情况为重点,这可避免有的患者瞳孔变化不准确和正常出汗误诊为反跳的弊端。

3.对症护理

除按中毒的一般护理外,还需针对以下临床表现进行护理。

(1)急性有机磷中毒一旦发生呼吸肌麻痹,多在较短时间内发生呼吸停止,依病情在继续解毒治疗的基础上,早期气管插管或气管切开,给予呼吸机辅助通气,有助于改善患者的预后。机械通气后应加强呼吸道管理,防止痰栓引发的窒息,定时监测血气分析,保证呼吸机正常运转。加强气道湿化,补充足够的血容量，及时吸痰，按时翻身、拍背，以助排痰。

(2)重度中毒患者会出现休克、脑水肿，甚至心搏骤停，应连接生命体征监护仪密切观察，如有异常及时通知医师作相应处理。

(3)达到阿托品化后患者表现为烦躁、谵语，应加强保护措施，专人看护，固定好各管道，保证其通畅，防止滑脱，禁止用力约束患者的肢体，以免造成骨折。

(七)健康教育

(1)普及预防有机磷农药中毒的有关知识，向生产者、使用者特别是农民要广泛宣传各类有机磷农药都可通过皮肤、呼吸道、胃肠道吸收体内，进入体内可致中毒。喷洒农药时应遵守操作规程，加强个人防护，穿长袖衣裤及鞋袜，戴口罩、帽子及手套，下工后用碱水或肥皂洗净手和脸，方能进食、抽烟，污染衣物及时洗净。农药盛具要专用，严禁装食品、牲口饲料等。

生产和加工有机磷化合物的工厂，生产设备应密闭化，并经常进行检修，防止外溢有机磷化合物。工人应定期体检，测定血胆碱酯酶活力，慢性中毒者，全血胆碱酯酶活力尚在60%以下，不宜恢复工作。

(2)患者出院时应向家属交代，患者需要在家休息2～3周，按时服药不可单独外出，以防发生迟发性神经症。急性中毒除个别出现迟发性神经症外，一般无后遗症。

(3)因自杀致中毒者出院时，患者应学会应对应激原的方法，争取社会支持。

第二节　理化因素所致疾病

一、中暑

中暑广义上类似于热病，泛指高温高湿环境对人体的损伤。按严重程度递增顺序可细分为热昏厥、热痉挛、热衰竭和热射病(也就是狭义的中暑概念)。其他还有先兆中暑、轻症中暑等概念，因较含糊或与许多夏季感染性疾病的早期表现难以鉴别，仅用热昏厥、热痉挛、热衰竭和热射病等诊断已可描述各种中暑类型，故本节不做介绍。

(一)病因及发病机制

下丘脑通过调节饮水中枢、肌张力、血管张力、汗腺来平衡产热与散热。

1.散热受限

散热机制有3种:出汗、传导对流、辐射。辐射为通过红外线散射,正常时占散热的65%,其与传导对流方式相比优点在于基本不耗能,但在高温环境下失效;而出汗在正常时占散热的20%,在高温环境下则成为主要散热方式,但需消耗水、电解质与能量,并在高湿环境性能下降,100%相对湿度时完全失效。

(1)环境因素:高温高湿环境如日晒、锅炉房,厚重、不透气的衣物。一般温度>32 ℃或湿度>70%就有可能发生。

(2)自身体温调节功能下降。①自身出汗功能下降:肥胖、皮肤病(如痂皮过厚、汗腺缺乏、皮肤血供不足)、脱水、低血压、心脏病导致的心排血量下降(如充血性心力衰竭)导致皮肤水肿散热不良及老年人或体弱者等。②抑制出汗:酗酒、抗胆碱能药(如阿托品等)、抗精神病药物、三环类抗抑郁药、抗组胺药、单胺氧化酶抑制剂、缩血管药和β受体抑制剂等。③脱水:饮水不足、利尿剂、泻药等。④电解质补充不足。

2.产热过多

强体力活动时多见于青壮年或健康人,药物(如苯环利定、麦角酸二乙酰胺、苯异丙胺、可卡因、麻黄素类和碳酸锂等)的使用。

3.脱水、电解质紊乱

中暑时因大量出汗、呼吸道水分蒸发和摄入水分不足造成大量失水,同时电解质丢失。但是往往失水大于失钠造成高渗性脱水。不同类型的脱水之间也可相互转化,如若伤员单纯补充饮用淡水会导致低渗性脱水。

(二)不同的中暑类型

1.热昏厥

脑血供不足。皮肤血管扩张、血容量不足导致突然低血压,脑及全身血供不足而意识丧失,多为体力活动后。此时皮肤湿冷,脉弱。收缩压低于13.3 kPa(100 mmHg)。

2.热痉挛

低钠血症。为大量出汗而脱水,电解质损失,血液浓缩,然后单纯饮淡水导致稀释性低钠血症,引起骨骼肌缓慢的、痛性痉挛、颤搐,一般持续1~3分钟。由于体温调节、口渴机制正常,此时血容量尚未明显不足,生命体征一般尚稳定,如体温多正常或稍升高,皮肤多湿冷。

3.热衰竭

脱水、电解质缺乏。脱水、电解质缺乏造成发热、头晕、恶心、头痛、极度乏力，但体温调节系统尚能工作，治疗不及时会转变为热射病。与热射病在表现上的主要区别在于没有严重的中枢神经系统紊乱。此时口渴明显，肛温>37.8 ℃，皮肤湿，大量出汗，脉细速，可有轻度的中枢神经症状(头痛、乏力、焦虑、感觉错乱、歇斯底里)，高通气(为了排出热量)而导致呼吸性碱中毒。其他症状还有恶心、呕吐、头晕、眼花、低血压等及热晕厥及热痉挛的症状。治疗关键是补液。

4.热射病

体温调节功能失调。为在热衰竭基础上再进一步发展，体温调节功能失调而引起的高热及中枢神经系统症状在内的一系列症状体征，在热衰竭的症状基础上会有典型的热射病三联征：超高热，标志性特点，肛温>41 ℃。意识改变是标志性特点，神志恍惚并继发突发的癫痫、谵妄或昏迷；无汗，在早期可能有汗，但很快会进展到无汗。除以上 3 点外还有以下表现：血压先升后降，高通气导致呼吸性碱中毒，伴随心、肝、凝血、肾等损伤。热射病可分为两型：经典型以上症状在数天时间内慢慢递增，多见于湿热环境或老年、慢性病伤员，此型无汗；劳累型以上症状可迅速发生，多为青壮年，伴有体力活动，但可能还会继续出汗。治疗关键是降温补液并处理并发症。

(三)现场评估与救护

1.病史与体格检查

了解发病原因：①环境，包括环境温度与湿度、通风情况、持续时间、动作强度、身体状况及个体适应力等。②症状：如口干、乏力、恶心、呕吐、头晕、眼花、神志恍惚等。③查体：测量生命体征，如肛温、脉搏和血压等。

2.评估体温

接诊可能为中暑的伤员后首先评估体温，如体温是否 39 ℃以上。

体温不超过 39 ℃并考虑可能为热晕厥时，通过平卧位、降温、补充水分(肠内，必要时静脉)可恢复，必要时需观察监护以发现某些潜在的疾病。

体位治疗：平卧位，可将腿抬高，保证脑血供。

体温不超过 39 ℃并考虑可能为热痉挛时，通过阴凉处休息、补充含电解质及糖分的饮料可恢复，在恢复工作前一般需休息 1～3 天并持续补充含钠饮料直到症状完全缓解。同时可通过被动伸展运动、冰敷或按摩来缓解痉挛。

口服补液方法：神志清时，饮用冷的含电解质及糖分的饮料(稀释的果汁、牛奶、市场上卖的运动饮料或稀盐汤等)来补充。

若是，则可能为热衰竭或热射病。

3.评估意识状态

若存在意识改变,可能为热射病,否则为热衰竭。

若为热衰竭,马上开始静脉补液。

补液方法:严重时需要静脉输液来补充等张盐水,0.9%生理盐水、5%葡萄糖或林格液均可。2~4小时内可补充1 000~2 000 mL液体;并根据病情判断脱水的类型,判断后续补液种类。严重的低钠血症可静脉滴注3%的高张盐水。有横纹肌溶解风险时可加用甘露醇或碱化尿液,监测出入量,留置导尿管,维持尿量50 mL/h以上,以预防肾衰竭。神志清时也可口服补液。

若为热射病,在气道管理、维持呼吸、维持循环的基础上马上降温到39 ℃(蒸发降温)以下,处理并发症。

评估气道、保持呼吸道通畅,维持呼吸:注意气道的开放,必要时气管插管;置鼻胃管,可用于神志不清时补液及预防误吸。给氧,高流量给氧(如100%氧气)吸入直到体温降到39 ℃以下。

降温方法:脱离湿热环境,防止病情加重。置于凉快、通风的地点(室内、树荫下),松开去除衣物,尽量多的暴露皮肤。①蒸发法降温:用冷水(15 ℃)喷到全身,并用大风量风扇对着伤员吹。其他方法还有腋窝、颈部、腹股沟、腘窝等浅表动脉处放置降温物品(如冰袋等),冷水洗胃或灌肠,但效果不及蒸发法。有条件时使用降温毯。必要时可将身体以下或仅四肢浸入冷水,直到体温降到39 ℃,这对降温非常有效,但很可能会导致低血压及寒战。甚至可考虑使用肌松药来辅助降温。②寒战的控制:氯丙嗪25~50 mg静脉注射或静脉滴注,地西泮5~10 mg静脉注射,减少产热,注意血压呼吸监护。目标是迅速(1小时内)控制体温。

非甾体类解热镇痛药应禁用,因中暑时NSIAD类药已无法通过控制体温调节中枢来达到降温效果,反而会延误其他有效治疗措施的使用。但可考虑使用糖皮质激素。

补液方法:参见热衰竭。但在神志障碍时口服补液要慎用,防止误吸。

(四)进一步评估与救护

1.辅助检查

辅助检查主要用来了解电解质并评估脏器损伤。血电解质、肾功能、血气分析、尿常规、血常规、心肌酶学、转氨酶、出凝血时间、心电图,必要时血培养。评估肾衰竭、心力衰竭、呼吸窘迫、低血压、血液浓缩、电解质平衡、凝血异常的可能。

2.评估脱水的类型

根据病情判断是等渗、高渗还是低渗性脱水。中暑时多为高渗性脱水，但若伤员单纯饮用淡水会导致低渗性脱水。

3.鉴别是否为药物或其他疾病引起的

恶性综合征，如抗精神病药物引起的高烧、强直及昏迷；恶性高热，如麻醉药引起；血清素综合征，如选择性5-羟色胺再吸收抑制剂与单胺氧化酶抑制剂合用引起；抗胆碱能药、三环类抗抑郁药、抗组胺药、吸毒、甲亢毒症、持续长时间的癫痫、感染性疾病引起的发热。

4.注意病情进展

热衰竭患者体温进一步升高并出汗，停止时会转为热射病。

5.各种并发症的处理

呼吸衰竭(如低氧)、气道阻力增加时若考虑ARDS，需呼吸机PEEP模式支持人工呼吸。监测血容量及心源性休克的可能，血流动力学监测如必要时漂浮导管测肺动脉楔压、中心静脉压等，低血压、心力衰竭时补液、使用血管活性药物如多巴酚丁胺。持续的昏迷或癫痫需进一步查头颅CT、腰穿、气管插管、呼吸机支持。凝血异常如紫癜、鼻出血、呕血或DIC等，监测出凝血和血小板等，考虑输注血小板及凝血因子，若考虑DIC早期给予肝素。少尿、无尿、肌酐升高、肌红蛋白尿等肾衰竭表现时补液维持足够尿量，必要时透析治疗。

若在急性期得到恰当及时治疗，没有意识障碍或血清酶学升高的伤员多数能在1～2天内恢复。

(五)健康教育

最重要的是预防。教育公众，中暑是可预防的。避免长时间暴露于湿热环境，使用遮阳设备，多休息。在进入湿热环境前及期间多饮含电解质和糖分的冷饮，如稀释的果汁、市场上卖的运动饮料或1%稀盐汤、非碳酸饮料，以补充水分电解质。告知老年人不要过分限制食盐摄入。避免含咖啡因的饮料，因其会兴奋导致产热增多。教育高危人群，体力劳动者、运动员、老年、幼儿、孕妇、肥胖、糖尿病、酗酒、心脏病等及使用吩噻嗪类、抗胆碱能类等药物的人都是高危人群，不要穿厚重紧身衣物，认识中暑的早期症状体征。告知中暑患者，曾经中暑过，以后也容易中暑，如对热过敏，起码4周内避免再暴露。暑天使用空调降温。在暑天不能把儿童单独留在车内。

二、电击伤

(一)疾病概论

当超过一定极量的电流或电能量(静电)通过人体引起组织不同程度损伤或器官功能障碍时,称为电击伤,俗称触电。电流通过中枢神经系统和心脏时,可引起心室颤动或心搏骤停、呼吸抑制,甚至造成死亡(或假死);电流局限于某一肢体时,可造成该肢体致残。

1.病因

电击的常见原因是人体直接接触电源、在高压电和超高压电场中,电流或静电电荷经空气及其他介质电击人体。电击引起的致伤原因主要为以下几点。

(1)主观因素:不懂用电常识,违章进行用电操作,如在电线上挂晒衣物、违规布线、带电操作等。

(2)客观因素:工作环境差或没有采取必要的安全保护措施。常见的电击多为110～220 V交流电所致。如电器漏电、抢救触电者时抢救者用手去拉触电者等;各种灾害,如火灾、水灾、地震、暴风雨等造成电线断裂或高压电源故障,引起电击或雷电引起电击。

2.发病机制

人体本身也有生物电,当外界电流通过人体时,人体便成为电路中导体的一部分。电击对人体的影响取决于电流的性质和频率、强度、电压、接触的部位、接触的时间、接触部位的电阻及通过人体的途径等。

(1)电流的性质和频率:电流分为交流电和直流电,人体对两种电流的耐受程度不同,对人体而言,通常情况下交流电比直流电危险,交流电低频对心脏的损害极强。

(2)电流的强度:电流的强度越大,对人体组织受到的损伤就越大。一般认为2 mA以下的电流仅产生轻微的麻木感;50 mA以上的电流,如通过心脏可引起心室颤动或心搏骤停,还可引起呼吸肌痉挛而致呼吸停止;100 mA以上的电流通过脑部,可造成意识丧失。

(3)电压的高低:高压电较低压电危险性更大。低于36 V的电压称为安全电压,目前家用及工业用电器设备电压多不低于220 V,如通过心脏能引起心室颤动;1 000 V以上高压电击时,可以造成呼吸肌麻痹、呼吸停止、心搏骤停。高压电还可引起严重烧伤。

(4)电阻大小:人体可看作是由各种电阻不同的组织组成的导体,电阻越小,通过的电流越大。人体组织电阻由大到小依次为骨骼、皮肤、脂肪、肌肉、血管和神经。当电流通过血管、神经、肌肉，则造成严重危害。

(5)电流通过的途径与时间：如电流流经心脏，则可引起心室颤动，甚至心搏骤停；如果电流经头部流至足底，多为致命电损伤。

3.临床表现

(1)全身症状：轻度触电者有一时性麻木感，并可伴有心悸、头晕、面色苍白、惊慌、四肢软弱无力；重者可出现抽搐、昏迷或休克，并可出现短暂心室颤动，严重者呼吸、心脏停搏。

(2)局部表现：局部表现主要为电灼伤。低电压的皮肤烧伤较明显，高压放电时，灼伤处可立刻出现焦化或炭化，并伴组织坏死。

(3)体征：轻者无体征，重者有抽搐、昏迷、休克、呼吸及心跳停止等体征。

4.救治原则

(1)立即帮助触电者脱离电源：应立即关闭电闸、切断电路；如不可能关闭电闸断电，则应迅速用木棍、竹竿、皮带等绝缘物品拨开电线或使触电者脱离用电器等。

(2)心肺脑复苏：呼吸停止者，立即进行口对口人工呼吸，也可采用压胸式人工呼吸；心脏停搏者，同时进行心脏按压，如无效可考虑开胸心脏按压；如电流进出口为两上肢，心脏多呈松弛状态，可使用肾上腺素或10%氯化钙；如电流进出口分别为上下肢，则心脏多呈收缩状态，选用阿托品为宜。同时可应用高渗葡萄糖、甘露醇，以减轻脑水肿。

(3)防治各种并发症：及时发现和处理水、电解质和酸碱平衡紊乱，防治休克、肝衰竭、肾衰竭等。

(4)局部治疗：保持创面清洁，预防感染，可酌情给予抗生素治疗，并可给予破伤风类毒素预防破伤风；清除坏死组织，局部包扎止血、骨折固定，如病变较深，可行外科探查术。

（二）护理评估

1.病史

电击伤发生在人体成为电路回流的一部分或受到附近电弧热效应的影响的情况下，主要包括以下几点。

(1)闪电击伤：闪电时，患者当时所处的位置为附近最高的物体或靠近1个高的物体(如1棵大树)。

(2)高电压交流电击伤：常发生于身体有导体接触头顶上方的高压电时(如

导电的钓鱼竿),也可见于误入带电导体附近。

(3)低电压交流电击伤:可见于用牙齿咬电线、在自身接地的同时接触带电的电器或其他带电物品。

(4)直流电击伤:少见,如无意中接触电力火车系统的带电铁轨。

2.身心状况

(1)症状与体征。

电击伤:表现为局部的电灼伤和全身的电休克,临床上可分为3型。①轻型:触电后立即被弹离电流,表现为惊慌、呆滞、四肢软弱、心动过速、呼吸急促、局部灼伤疼痛等。②重型:意识障碍、心率增快、节律不整、呼吸不规则,可伴有抽搐、休克,有些患者可出现假死状态。③危重型:昏迷、心跳和呼吸停止、瞳孔扩大。

电热灼伤:损伤主要为电流进口、出口和经过处的组织损伤,触电的皮肤可呈现灰白色或焦黄色。早期可无明显的炎性反应,24～48小时后周围组织开始发红、肿胀等炎症反应,1周左右损伤组织出现坏死、感染,甚至发生败血症。

闪电损伤:被闪电击中后,常出现心跳和呼吸立即停止;皮肤血管收缩,可出现网状图案。

并发症和后遗症:电击伤后24～48小时常出现严重室性心律失常、神经源性肺水肿、胃肠道出血、弥散性血管内凝血等。约半数电击伤者出现单侧或双侧鼓膜破裂。电击数天至数月可出现神经系统病变、视力障碍。孕妇可发生死胎和流产。

(2)心理-社会因素:部分患者于电击伤后可出现恐惧、失眠等。

3.辅助检查

(1)常规检查:可行血、尿常规检查,电解质检查,肝、肾功能检查。血清肌酸磷酸激酶(CPK)升高反映肌肉损伤,见于严重的低电压和高电压电击伤。

(2)X线检查:可了解电击伤后有无骨折、内脏损伤。

(3)心电图:可有心肌损害、心律失常,甚至出现心室纤颤及心脏停搏。

(4)脑电图:意识障碍者可行脑电图检查,但脑电图检查对于早期治疗方案的制订并不起决定性作用。

(三)护理诊断

1.皮肤完整性受损

与电伤引起的皮肤灼伤有关。

2.意识障碍

与电击伤引起的神经系统病变有关。

3.潜在并发症:心律失常

与电流流经心脏,引起心电紊乱有关。

(四)护理目标

(1)患者皮肤清洁、干燥,受损皮肤愈合。

(2)患者意识清楚,反应正常,生活自理。

(3)患者心律失常未发生,或发生心律失常后得到及时控制。

(五)护理措施

1.一般护理

(1)迅速将患者脱离电源。

(2)吸氧:对于重症中暑者给予鼻导管吸氧,危重病例行面罩吸氧,必要时给予高压氧治疗。

(3)体位:如患者已昏迷,应将其头偏向一侧或颈部伸展,并定时吸痰,保持呼吸道畅通。

(4)迅速建立静脉通道,并保持输液畅通。

2.急救护理

(1)密切观察患者的神志、瞳孔、生命体征、尿量(尿量应维持在 30 mL/h 以上)、颜色、尿相对密度的变化。对于血压下降者,立即抢救,做好特护记录。

(2)心电监护:进行心电监护(包括心律、心率及血氧饱和度等)和中心静脉压监测,应维持48～72 小时。如出现心室纤颤者,及时给予电除颤及用药物配合除颤,并可应用利多卡因、溴苄胺等药物,同时给予保护心肌的药物。

(3)观察电击局部的创面,注意创面的色泽及有无异常分泌物从创口流出,保持创面清洁,定期换药,防治感染。

(4)严密观察电击局部肢体有无肿胀、疼痛、触痛、活动障碍及血运情况,警惕出现局部肢体缺血坏死。如发现异常立即报告医师,及时做出处理。

(5)保护脑组织:在患者头部及颈、腋下、腹股沟等大血管处放置冰袋,将体温降至 32 ℃。可应用甘露醇、高浓度葡萄糖、糖皮质激素、纳洛酮等预防和控制脑水肿,给予脑活素、三磷酸腺苷、辅酶 A 等促进脑细胞代谢的药物。

3.心理护理

患者清醒后,精神可能受到极大刺激和创伤,甚至留下遗忘症、惊恐等精神症状，并可出现白内障或视神经萎缩，也可能致残。针对患者的具体情况，护士要给予患者精心的心理护理，培养患者的自理能力，同时做好营养支持，使受到严重损伤机体得以重新康复。

(六)护理评价

(1)患者受伤皮肤无感染，伤口如期愈合。

(2)患者心律失常未发生，或发生心律失常后得到及时控制，生命体征平稳。

(3)患者意识清楚，反应敏捷，恐惧感消失，能认识电击伤的原因，并有预防触电及安全用电的知识。

三、冻伤

(一)疾病介绍

1.定义

冻伤即冷损伤，是指低温作用于机体的局部或全身引起的损伤，部位大多在颜面、耳郭、手、足等处。

2.病因

在寒冷的环境中，长时间在户外，由于环境条件的限制，机体被迫保持固定的体位，或者因受冷、醉酒、患病、年老、体弱、局部血液循环障碍等原因，加之疲劳与饥饿，又遭遇意外低温、寒风和潮湿的作用，在既无御寒条件又无防冻常识的情况下发生。寒冷低温是冻伤最主要的致病原因。

3.发病机制

冻伤的主要发病机制是血液循环障碍和细胞代谢不良。冻伤后组织充血、肿胀、渗出等反应是细胞损伤，尤其是血管内皮损伤及血管功能改变的主要表现。当皮肤温度降到0 ℃以下时，在细胞外间隙冰结晶形成。近年来对冻伤组织内皮细胞损伤研究认为，冰结晶的形成及对毛细血管和小血管，尤其是血管内皮细胞的形态、结构有直接和间接的损伤，可导致血管通透性增加、血液浓缩、血管内皮细胞受损、暴露的基底膜引起血小板黏附和凝集，诱导凝血机制的启动，使冻伤区域血栓形成，血管栓塞导致进行性缺血，毛细血管营养性血流减少，使本已受伤的细胞加快死亡。

4.临床表现

冻伤按损伤范围可分为全身性冻伤和局部性冻伤，按损伤性质可分为冻结性冻伤和非冻结性冻伤。

(1)非冻结性冻伤：长时间暴露于0～10 ℃的低温、潮湿环境所造成的局部损伤，组织不发生冻结性病理改变。包括冻疮、战壕足与浸泡足。冻疮为受冻处暗紫红色隆起的水肿性红斑，边缘呈鲜红色，界限不清，痒感明显，受热后更甚。有的可出现水疱，去除水疱表皮后可见创面发红，有渗液，如并发感染时可形成溃疡。

(2)冻结性冻伤：短时间暴露于极低气温或长时间暴露于 0 ℃以下低温所造成的损伤，组织发生冻结性病理改变。包括局部冻伤和冻僵。

局部冻伤：常发生于颜面、耳郭、手、足等暴露部位。根据损害程度可分为 4 度，Ⅰ度、Ⅱ度主要是组织血液循环障碍，Ⅲ度、Ⅳ度常有不同程度的坏死。①Ⅰ度：损伤表皮层，为轻度冻伤，表现为局部红肿、痒感及刺痛等，愈合后不留瘢痕。②Ⅱ度：损伤真皮层，为中度冻伤，表现为局部红肿，有水疱，疼痛且麻木。水疱破后如无感染，一般 2～3 周干枯、脱痂，一般不留瘢痕；如并发感染，创面溃烂，愈合后可有瘢痕。③Ⅲ度：损伤达皮肤全层或深达皮下组织，为重度冻伤，表现为局部皮肤和皮下组织坏死，愈合后留有瘢痕。④Ⅳ度：损伤达皮肤、皮下组织，甚至肌肉、骨骼等组织，为极重度冻伤，局部皮肤深紫黑色，皮温降低，剧痛，发生干性坏死；如并发感染将呈湿性坏疽，而导致肢端残缺。

冻僵：常发生在冷水或冰水淹溺，表现为低体温，受伤早期可表现为神经兴奋，排汗停止并出现寒战，随体温持续下降，寒战停止、心动过缓、意识模糊、瞳孔散大，严重者出现昏迷、皮肤苍白或青紫，四肢肌肉和关节僵硬、脉搏和血压测不到、呼吸心跳停止等。

5.现场急救

(1)局部冻伤：①迅速脱离冻伤现场；②保暖；③如没有再冻伤危险时，应积极对冻伤局部进行复温，以防增加组织损伤；④不可摩擦或按摩冻伤局部，以免造成继发性机械损伤，一般可用衣物、软布包裹保护受冻部位。

(2)冻僵：①迅速脱离冻伤现场；②保暖；③积极复温，在伤员的颈部、腋下等放置热水袋，一般水温不超过 50 ℃，有条件时可换下伤员的衣裤、鞋袜等；④尽快将患者送至医院，注意在搬动伤员时应保持水平位，动作轻柔；⑤如判断为心搏呼吸骤停时，应立即给予心肺复苏。

6.急诊治疗

(1)局部冻伤。①快速复温是救治冻伤的最好方法。可将冻伤肢体浸泡于 38～42 ℃温水中，至冻伤肢体皮肤转红，尤其是指(趾)甲床潮红、组织变软为止，时间以 30～60 分钟为宜。对于颜面冻伤者，可用温水不断淋洗或湿热敷。复温过程中应注意保持水温，但不可对容器直接加热，以免烫伤。如手套或鞋袜与手、足冻在一起时，不可强行分离，应将其浸入温水中复温。严禁火烤、雪搓或按摩患处，如复温过程中出现剧烈疼痛，可适当给予镇静剂。②局部处理：Ⅰ度冻伤，保持创面干燥。Ⅱ度冻伤，复温消毒，清洁布或纱布包扎。Ⅲ度、Ⅳ度冻伤，保持创面清洁干燥，采用暴露疗法，待坏死组织边界清楚时予以切除。③抗感染：重度冻伤应口服或注射抗生素，并注射破伤风抗毒血清，保守治疗时应严密观察和及时处理气性坏疽等严重并发症。④改善局部微循环：滴注右旋糖酐，必要时可用抗凝剂、溶栓剂或血管扩张剂等。⑤全身支持：加强营养支持，抬高患肢，适当活动或功能锻炼等。

(2)冻僵。①复温：最好是让伤员利用自身产生的热量进行缓慢、逐渐复温，以免快速复温而导致不可逆的低血压。尤其是优先恢复中心温度(即将热量输入伤员体内，先提高内脏的温度)，而不能先单纯将四肢复温，以免由于末梢血管收缩解除，血压降低，引起“复温休克”。②抗休克：复温过程中易出现低血容量性休克，补液尤为重要，因此，应及时给伤员补充血容量，输入液体以葡萄糖注射液或生理盐水为宜，温度为37～40 ℃。③吸氧：以及时纠正低氧血症。④维持酸碱平衡，及时纠正酸中毒。另外，对于伤者出现高血钾、低血钾或低血糖者应及早纠正。⑤防治并发症：如肺炎、胰腺炎、肝肾衰竭等，并预防血栓形成和继发感染。

(二)护理评估与观察要点

1.护理评估

(1)一般情况：年龄、性别、婚姻、职业、饮食、睡眠、文化程度及宗教信仰等。

(2)受伤史：了解患者冻伤的原因、冻伤持续时间，开始施救时间，保暖及转运途中情况等。

(3)既往史：了解患者有无呼吸系统疾病、营养不良、接受化疗或应用肾上腺皮质激素等，有无吸烟及酗酒史等。

(4)身体状况：①局部情况：冻伤局部皮肤情况、冻伤类型、分度等。②评估低体温程度，复温效果。③评估患者意识、脉搏、呼吸、血压等，及时判断心搏骤停。④辅助检查：血常规、尿常规、血生化检查、血气分析及影像学检查等。

(5)心理和社会支持情况：评估患者和家属的心理承受能力，对疾病的认识。

(6)危险因素评估：压疮、跌倒、血栓危险因素评估。

(7)并发症的评估：如肺炎、胰腺炎、肝肾衰竭、应激性溃疡、感染、心肌梗死、脑血管意外、深部静脉血栓形成、肺不张、肺水肿等。

2.观察要点

(1)现存问题观察:①密切监测体温,一般选择测肛温,另外,应严格掌握复温速度,避免因周围血管迅速扩张导致内脏缺血,或较冷的外周血流入内脏造成内脏进一步降温而致死。②观察肢端血液循环情况。③患者神志、瞳孔、生命体征、血氧饱和度及尿量等变化并详细记录,发现病情变化,及时通知医师,并积极配合医师采取应对措施。

(2)并发症的观察:复温后的主要并发症是肺炎(包括溺水所致的吸入性肺炎)、胰腺炎、肝肾衰竭、应激性溃疡等。尤其是复温后几天,甚至几周内,机体的体温调节及其他功能仍可异常,不能准确反映感染或其他疾病的存在,应密切观察,及时对症处理,保护肝、肾、脑功能,预防血栓形成和继发感染。

第三节　急性冠状动脉综合征

一、概述

(一)概念

急性冠状动脉综合征(acute coronary syndrome,ACS)是指急性心肌缺血引起的一组临床症状。ACS 根据心电图表现可分为非 ST 段抬高和 ST 段抬高型两类。非 ST 段抬高的 ACS 包括不稳定型心绞痛(UA)和非 ST 段抬高型心肌梗死(NSTEMI)。冠状动脉造影和血管镜研究的结果揭示,UA/NSTEMI常常是由于粥样硬化块破裂,进而引发一系列导致冠状动脉血流减少的病理过程所致。许多试验表明,溶栓治疗有益于 ST 段抬高型 ACS,而非 ST 段抬高型 ACS 溶栓治疗则未见益处。因此,区别两者并不像以前那样重要了,而将两者一并讨论。

(二)病理生理

ACS 的病理生理基础是由于心肌需氧和供氧的失衡而导致的心肌相对供血不足,主要由五方面的原因所致。

(1)不稳定粥样硬化斑块破溃后继发的血栓形成造成相应冠状动脉不完全性阻塞,是 ACS 最常见的原因,由血小板聚集和斑块破裂碎片产生的微栓塞是导致ACS中心肌标志物释放的主要原因。

(2)冠状动脉存在动力性梗阻,如变异性心绞痛,这种冠状动脉局部痉挛是由于血管平滑肌和/或内皮细胞的功能障碍引起,动力性血管梗阻还可以由室壁内的阻力小血管收缩导致;另外一种少见的情况是心肌桥的存在,即冠状动脉有一段走行于心肌内,当心肌收缩时,会产生“挤奶效应”,导致心脏收缩期冠状动脉受挤压而产生管腔狭窄。

(3)由内膜增生而非冠状动脉痉挛或血栓形成而导致的严重冠状动脉狭窄,这种情况多见于进展期的动脉粥样硬化或经皮穿刺冠脉介入治疗(PCI)后再狭窄。

(4)冠状动脉炎症反应(某些可能与感染有关,如肺炎衣原体和幽门螺杆菌):与冠状动脉的狭窄、斑块的不稳定及血栓形成密切相关,特别是位于粥样硬化斑块肩部被激活的巨噬细胞和T细胞可分泌基质金属蛋白酶(MMP),可导致斑块变薄和易于破裂。

(5)继发性不稳定型心绞痛:这类患者有着冠脉粥样硬化导致的潜在狭窄,日常多表现为慢性稳定型心绞痛,但一些外来的因素可导致心肌耗氧量的增加而发生不稳定型心绞痛,如发热、心动过速、甲亢、低血压、贫血等情况。

冠状动脉粥样斑块破裂、崩溃是ACS的主要原因。斑块破裂后,血管内皮下基质暴露,血小板聚集、激活,继而激活凝血系统形成血栓,阻塞冠状动脉;此外,粥样斑块在致炎因子作用下,可发生炎细胞的聚集和激活,被激活的炎细胞释放细胞因子,激活凝血系统,并刺激血管痉挛,其结果是使冠状血流减少,心肌因缺血、缺氧而损伤,甚至坏死。心肌损伤坏死后,一方面心脏的收缩、舒张功能受损,心脏的射血能力降低,易发生心力衰竭;另一方面,缺血部位心肌细胞静息电位和动作电位均发生改变,与正常心肌细胞之间出现电位差,同时因心肌梗死时患者交感神经兴奋性增高,心肌组织应激性增强,极易出现各种期前收缩、传导阻滞甚至室颤等心律失常。

二、临床表现

(一)症状

不稳定型心绞痛引起的胸痛的性质与典型的稳定型心绞痛相似,但程度更为剧烈,持续时间长达20分钟以上,严重者可伴有血流动力学障碍,出现晕厥或晕厥前状态。原有稳定型心绞痛出现疼痛诱发阈值的突然降低;心绞痛发作频率的增加;疼痛放射部位的改变;出现静息痛或夜间痛;疼痛发作时出现新的伴随症状，如恶心、呕吐、呼吸困难等；原来可以使疼痛缓解的方法（如舌下含化硝酸甘油）失效。以上皆提示不稳定心绞痛的发生。

老年患者及伴有糖尿病的患者可不表现为典型的心绞痛症状而表现为恶心、出汗和呼吸困难，还有部分患者无胸部不适而仅表现为下颌、耳部、颈部、上臂或上腹部的不适，孤立新出现的或恶化的呼吸困难是不稳定型心绞痛同发作最常见的症状，特别是在老年患者。

（二）体征

不稳定型心绞痛发作或发作后片刻，可以发现一过性的第三心音或第四心音及乳头肌功能不全所导致的收缩期杂音，还可能出现左室功能异常的体征，如双侧肺底湿啰音、室性奔马律，严重左室功能异常的患者可以出现低血压和外周低灌注的表现，此外，体格检查还有助于发现一些导致继发性心绞痛的因素，如肺炎、甲亢等。

（三）心电图

在怀疑不稳定型心绞痛发作的患者，心电图是首先要做的检查，心电图正常并不排除不稳定型心绞痛的可能，但不稳定型心绞痛发作时心电图无异常改变的患者预后相对较好。如果胸痛伴有两个以上的相邻导联出现 ST 的抬高 ≥1 mm，则为 ST 段抬高型心肌梗死（STEMI），宜尽早行心肌再灌注治疗。胸痛时心电图出现 ST 段压低≥1 mm、症状消失时 ST 的改变恢复是一过性心肌缺血的客观表现，持续性的 ST 段压低伴或不伴胸痛相对特异性差。

相应导联上的 T 波持续倒置是不稳定型心绞痛的一种常见心电图表现，这多反映受累的冠状动脉病变严重，胸前导联上广泛的 T 波深倒置（≥2 mm）多提示 LAD 的近端严重病变。因陈旧心肌梗死心电图上遗有 Q 波的患者，Q 波面向区域的心肌缺血较少引起 ST 的变化，如果有变化常表现为 ST 段的升高。

胸痛发作时心电图上 ST 的偏移（抬高或压低）和/或T 波倒置通常随着症状的缓解而消失，如果以上心电图变化持续 12 小时以上，常提示发生非 Q 波心肌梗死。心绞痛发作时非特异性的心电图表现有 ST 段的偏移≤0.5 mm 或T 波倒置≤2 mm。孤立的Ⅲ导联 Q 波可能是一正常发现，特别是在下壁导联复极正常的情况下。

在怀疑缺血性胸痛的患者，要特别注意排除其他引起 ST 段和 T 波变化的情况，在 ST 段抬高的患者，应注意是否存在左室室壁瘤、心包炎、变异性心绞痛、早期复极、预激综合征等情况。中枢神经系统事件以及三环类抗抑郁药或吩噻嗪可引起 T 波的深倒置。

在怀疑心肌缺血的患者，动态心电图检查或连续心电监护至为重要，因为 Holter 显示85%～90%的心肌缺血不伴有心绞痛症状。此外，还有助于检出急性心肌梗死，特别是在联合连续测定血液中的心脏标志物的情况下。

(四)生化标志物

既往心脏酶学检查特别是 CK 和 CK-MB 是区分 UAP 和 AMI 的手段，对于 CK 和 CK-MB 轻度升高不够急性心肌梗死诊断标准的仍属于 UAP 的范畴。新的心脏标志物 TnI 和 TnT 对于判断心肌的损伤，较 CK 和 CK-MB 更为敏感和特异，时间窗口更长，既往诊为 UAP 的患者，有 1/5～1/4 TnI或 TnT 的升高，这部分患者目前属于非 ST 段抬高型心肌梗死的范畴，预后较真正的不稳定型心绞痛患者(TnI/TnT 不升高者)要差。肌红蛋白检查也有助于发现早期的心肌梗死，敏感性高而特异性低，阴性结果有助于排除急性心肌梗死的诊断。

(五)核素心肌灌注显像

在怀疑不稳定型心绞痛的患者，在症状持续期心肌核素静息显像发现心肌缺血的敏感性及特异性均高，表现为受累心肌区域的核素充盈缺损，发作期过后核素检查发现心肌缺血的敏感性降低。症状发作期间行核素心肌显像的阴性预测值很高，但是急性静息显像容易遗漏一部分 ACS 患者(大约占 5%)，因此不能仅凭一次核素检查即作出处理决定。

三、诊断

(一)危险分层

1.高危患者

(1)心绞痛的类型和发作方式：静息性胸痛，尤其既往48 小时内有发作者。

(2)胸痛持续时间：持续胸痛 20 分钟以上。

(3)发作时硝酸甘油缓解情况：含硝酸甘油后胸痛不缓解。

(4)发作时的心电图：发作时动态性的 ST 段压低≥1 mm。

(5)心脏功能：心脏射血分数<40%。

(6)既往患心肌梗死，但心绞痛是由非梗死相关血管所致。

(7)心绞痛发作时并发心功能不全(新出现的 S_3 音、肺底啰音)、二尖瓣反流(新出现的收缩期杂音)或血压下降。

(8)心脏 TnT(TnI)升高。

(9)其他影响危险因素分层的因素还有高龄(>75岁)、糖尿病、CRP等炎性标志物或冠状动脉造影发现是3支病变或者左主干病变。

2.低危患者

没有静息性胸痛或夜间胸痛;症状发作时心电图正常或者没有变化;肌钙蛋白不增高。

(二)不稳定型心绞痛诊断

不稳定型心绞痛诊断依据:①有不稳定性缺血性胸痛,程度在CCSⅢ级或以上。②明确的冠心病证据:心肌梗死、PTCA、冠脉搭桥、运动试验或冠脉造影阳性的病史;陈旧心肌梗死心电图表现;与胸痛相关的ST-T改变。③除外急性心肌梗死。

四、治疗

(一)基本原则

首先对UAP/NSTEMI患者进行危险度分层。低危患者通常不需要做冠状动脉造影,合适的药物治疗以及危险因素的控制效果良好。治疗药物主要包括阿司匹林、肝素(低分子肝素)、硝酸甘油和β-受体阻滞剂,所有的患者都应使用阿司匹林。血小板糖蛋白Ⅱb/Ⅲa受体拮抗剂(GBⅡb/Ⅲa受体拮抗剂)不适用于低危患者。低危患者的预后一般良好,出院后继续服用阿司匹林和抗心绞痛药物。

高危患者通常最终都要进入导管室,虽然冠脉造影的最佳时机还未统一。目前针对UAP/NSTEMI,存在两种不同的治疗策略,一种为早期侵入策略,即对冠脉血管重建术无禁忌证的患者在可能的情况下尽早行冠脉造影和据此指导的冠脉血管重建治疗;另一种为早期保守治疗策略,在充分的药物治疗的基础上,仅对有再发心肌缺血者或心脏负荷试验显示为高危的患者(不管其对药物治疗的反应如何)进行冠脉造影和相应的冠脉血管重建治疗。

近来多数学者倾向于早期侵入策略,其理由是该策略可以迅速确立诊断,低危者可以早期出院,高危者则可以得到有效的冠脉血管重建治疗。没有条件进行介入治疗的社区医院,临床症状稳定的早期患者保守治疗可以作为UAP/NSTEMI的首选,但对于最初保守治疗效果不佳的患者应该考虑适时地进行急诊冠状动脉造影,必要时需介入治疗。在有条件的医院,高危UAP/NSTEMI患者可早期进行冠状动脉造影,必要时行经皮冠状动脉介入术/冠状动脉旁路移植术。在早期冠状动脉造影和经皮冠状动脉介入术/冠状动脉旁路移植术后,静脉应用血小板

GPⅡb/Ⅲa受体拮抗剂可能会使患者进一步获益，且不增加颅内出血的并发症。

（二）一般处理

所有患者都应卧床休息，开放静脉通道并进行心电、血压、呼吸的连续监测，床旁应配备除颤器。对于有发绀、呼吸困难或其他高危表现的患者应该给予吸氧，并通过直接或间接监测血氧水平确保有足够的血氧饱和度。若动脉血氧饱和度降低至90%及以下时，应予间歇高流量吸氧。手指脉搏血氧测定是持续监测血氧饱和度的有效手段，但对于无低氧危险的患者可不进行监测。应定期记录18导联心电图以判断心肌缺血程度、范围的动态变化。酌情使用镇静剂。

（三）抗血栓治疗

抗血小板和抗凝治疗是UAP/NSTEMI治疗中的重要一环，它有助于改变病情的进展和减少心肌梗死、心肌梗死复发和死亡。联合应用阿司匹林、肝素和一种血小板Ⅱb/Ⅲa受体拮抗剂代表着最高强度的治疗，适用于有持续性心肌缺血表现和其他一些具有高危特征的患者以及采用早期侵入措施治疗的患者。

抗血小板治疗应尽早，目前首选药物仍为阿司匹林。在不稳定型心绞痛患者症状出现后尽快给予服用，并且应长期坚持。对因过敏或严重的胃肠反应而不能使用阿司匹林的患者，可以使用噻吩吡啶类药物（氯吡格雷或噻氯吡啶）作为替代。在阿司匹林或噻吩吡啶药物抗血小板治疗的基础上应该加用普通肝素或皮下注射低分子肝素。有持续性缺血或其他高危因素的患者，以及计划行经皮冠状动脉介入术（PCI）的患者，除阿司匹林和普通肝素，还应加用一种血小板GPⅡb/Ⅲa受体拮抗剂。对于24小时内计划做PCI的不稳定心绞痛患者，也可使用阿昔单抗治疗12～24小时。

（四）抗缺血治疗

1.硝酸酯类药物

本类药物可扩张静脉血管、降低心脏前负荷和减少左心室舒张末容积，从而降低心肌氧耗。另外，硝酸酯类药物扩张正常的和硬化的冠状动脉血管，且抑制血小板聚集。对于不稳定型心绞痛患者，在无禁忌证的情况下均应通过静脉途径给予硝酸酯类药物，并根据反应逐步调整剂量。应使用避光的装置以10 μg/min的速率开始持续静脉点滴，每3～5分钟递增10 μg/min，出现头痛症状或低血压反应时应减量或停药。

硝酸酯类药物血流动力学效应的耐受性呈剂量和时间依赖性，无论何种制剂在持续24小时治疗后都会出现耐药性。对于需要持续使用静脉硝酸甘油

24 小时以上者，可能需要定期增加滴注速率以维持疗效，或使用不产生耐受的硝酸酯类给药方法（较小剂量和间歇给药）。当症状控制后，可改用口服剂型治疗。静脉滴注硝酸甘油的耐药问题与使用剂量和时间有关，使用小剂量间歇给药的方案可减少耐药的发生。对需要 24 小时静脉滴注硝酸甘油的患者应周期性的增加滴速维持最大疗效。一旦患者症状缓解且在12～24 小时内无胸痛及其他缺血的表现，应减少静脉滴注的速度而转向口服硝酸酯类药物或使用皮肤贴剂。在症状完全控制达数小时的患者，应试图给患者一个无硝酸甘油期以避免耐药的产生；对于症状稳定的患者，不宜持续 24 小时静脉滴注硝酸甘油，可换用口服或经皮吸收型硝酸酯类制剂。另一种减少耐药发生的方法是联用一种巯基提供剂，如卡托普利或 N-乙酰半胱氨酸。

2.β 受体阻滞剂

β 受体阻滞剂的作用可因交感神经张力、左室壁应力、心脏的变力性和变时性的不同而不同。β 受体阻滞剂通过抑制交感神经张力、减少斑块张力达到减少斑块破裂的目的。因此 β 受体阻滞剂不仅可在急性心肌梗死后减少梗死范围，而且可有效地降低不稳定型心绞痛演变成为急性心肌梗死的危险性。

3.钙离子通道阻断剂

钙离子通道阻断剂并不是不稳定型心绞痛治疗中的一线药物，随机临床试验显示，钙离子通道阻断剂在不稳定型心绞痛治疗中的主要作用是控制症状，钙离子通道阻断剂对心肌缺血的复发和远期病死率的影响，目前认为短效二氢吡啶类药物（如硝苯地平）单独用于急性心肌缺血反而会增加病死率。

4.血管紧张素转换酶抑制剂（ACEI）

ACEI 可以减少急性冠状动脉综合征患者、近期心肌梗死或左心室收缩功能失调患者、有左心室功能障碍的糖尿病患者，以及高危慢性冠心病患者的病死率。因此 ACS 患者以及用 β 受体阻滞剂与硝酸酯类不能控制的高血压患者如无低血压均应联合使用 ACEI。

（五）介入性治疗

UAP/NSTEMI 中的高危患者早期（24 小时以内）干预与保守治疗基础上加必要时紧急干预比较，前者明显减少心肌梗死和死亡的发生，但早期干预一般应该建立在使用血小板糖蛋白Ⅱb/Ⅲa 受体拮抗剂和/或口服氯吡格雷的基础之上。

冠状动脉造影和介入治疗的适应证：①顽固性心绞痛，尽管充分的药物治疗，仍反复发作胸痛。②尽管充分的药物治疗，心电图仍有反复的缺血发作。

③休息时心电图 ST 段压低，心脏标志物（肌钙蛋白）升高。④临床已趋稳定的患者出院前负荷试验有严重缺血征象：如最大运动耐量降低，不能以其他原因解释者；低运动负荷下几个导联出现较大幅度的 ST 段压低；运动中血压下降；运动中出现严重心律失常或运动负荷同位素心肌显像示广泛或者多个可逆的灌注缺损。⑤超声心动图示左心室功能低下。⑥既往患过心肌梗死，现有较长时间的心绞痛发作者。

五、护理措施

患者到达急诊科，护士是第 1 个接待者，护士必须在获得检查数据和医师做出诊断之前，选择必要的紧急处置措施。急诊护士尤其应在急性冠状动脉综合征患者给予适时、有效的治疗方面发挥作用。护士需要在医疗资源有限的环境下，在患者床边判定紧急情况，减少延误。作为急诊护士还要具备心脏病护理技术，能处置急性心肌梗死，用电子微量注射泵进行输液，识别心律失常和准确处理严重心脏危象。

（一）病情观察

（1）ACS 患者病情危重、变化迅速、随时都可能出现严重的并发症。

（2）要认真细致地观察患者的精神状况、面色、意识、呼吸，注意有无出冷汗、四肢末梢发凉等。

（3）经常询问患者有无胸痛、胸闷，并注意伴随的症状和程度，尤其是夜间。

（4）常规持续心电、血压监护严密观察心率（律）、心电图示波形态变化，对各种心律失常及时识别，并报告医师及时处理。

（5）有低血压者给予血压监护直到血压波动在正常范围。

（6）有心力衰竭者给血氧饱和度监测，以保证血氧饱和度在 95%～99%。

（7）急性心肌梗死患者还要定时进行心电图检查和心肌酶的检测，了解急性心肌梗死的演变情况。

（8）在监护期间，应注意患者有无出血倾向。观察患者的皮肤、黏膜、牙龈有无出血。观察尿的颜色。询问有无腹痛、腰痛、头痛现象。对行尿激酶溶栓治疗的急性心肌梗死患者，更应严密观察。

（二）病情评估

ACS 的患者常需急诊入院，将患者送入监护室后，急诊科护士迅速地评估患者是否有高度危险性或低度危险性非常重要。根据评估情况严格按照急诊护理路径，迅速采取相应措施。

1.危险评估

迅速地评估患者是否有高度或低度危险的ACS,这是当今对护士的最大挑战。①有研究表明约33%的急性心肌梗死的患者在发病初期无胸痛的表现,然而这些被延迟送入医院的患者有更高的危险性,因为无典型胸痛的患者很少能及时得到溶栓、血管成形术或阿司匹林、β受体阻滞剂、肝素等药物治疗。②在美国每年大约460万具有急性冠脉局部缺血症状的患者来到急诊科,其中只有大约25%的患者确诊后被允许入院。③在急诊科疑为ACS的患者中,只有约1/3会确诊为ACS。

急诊护理决定性的作用在于快速完成对患者的评估,并且在早期对ACS高危人群提供及时的紧急看护照顾,使病情缓解。

2.Antman危险评分量表

2002年Antman等建立了早期危险评估的7分危险评分量表:①年龄>65岁;②存在3个以上冠心病危险因素;③既往血管造影证实有冠状动脉阻塞;④胸痛发作时心电图有ST段改变;⑤24小时内有2次以上心绞痛发作;⑥7天内应用了阿司匹林;⑦心肌坏死标志物升高。

具有上述危险因素的患者出现死亡、心肌梗死或需血管重建等负性心脏事件的可能性增高。评分越高危险性越大,且这些患者从低分子肝素、血小板GPⅡb/Ⅲa受体拮抗剂和心脏介入等治疗中获益也越大。这一评分系统简单易行,使早期对患者进行客观的危险分层成为可能,有利于指导临床对患者进行及时正确的治疗。

(三)急救护理

1.早期干预原则

在急诊情况下,一旦胸痛患者明确了ACS的诊断,快速和有效的干预即迅速开始。1999年在美国心脏病学会(ACC)和美国心脏联合会(AHA)制定的《ACS治疗指南》中曾推荐:患者应在发病10分钟内到达急诊科,对所有不稳定心绞痛患者给予吸氧、静脉输液、连续的心电图监护。并依据临床表现将患者分为高度危险、中度危险和低度危险。高度危险患者严格管理,低度危险患者必须按监护程序治疗,并定期随访,急诊护士和医师必须精确地估定患者的危险层次。

2.干预时间分期

近来国外有学者将早期干预分为4个节段,称为4Ds。

时间0(症状,Symptom):症状开始时间点,它代表着冠状动脉闭塞的时间,虽然它是个比较好的指标,但不是完美的时间点。

时间1(门口,Door):患者入急诊科的时间点。

时间2(资料,Data):患者进行初步检查及心电图等材料的时间点。

时间3(决定,Decision):决定是否进行溶栓治疗或进一步检查。

时间4(药物,Drug):开始用药物或治疗的时间点。

其中时间1～2:6～11分钟;时间2～3:20～22分钟;时间3～4:20～37分钟。

GISSI-2研究中,不足30%的患者在症状发生后3小时才得到治疗。平均耽搁时间在3～5小时,其主要原因是以下几点。①患者本身的耽搁:患者在就医问题上耽搁时间是延误时间的一个主要因素,其原因多在患者发病之初期症状较轻、未意识到病情的严重性,或地处偏僻,交通不便。②运送患者的过程:患者发病后运送至医院途中,也要耽搁一些时间,据估计一般约为30分钟到数小时。③医院内耽搁:患者到达医院以后耽搁时间是相当普遍的。在多数研究中,从患者到达医院至实施溶栓治疗,平均耽搁45～90分钟。

在症状发作不到1小时内接受治疗的患者,6周病死率为3.2%;在症状发作4小时接受治疗的患者,6周病死率为6.2%。事实上非常早期的综合治疗(包括市区及郊区)可减少50%心肌梗死的发病率。“4Ds”在减少从发病到处理的时间延误方面发挥了积极作用。

3.急诊过程耽搁

ACS患者急诊就诊耽搁主要在:①患者到医院接受医师检查时;②对患者进行胸痛评估时,因为这需要仔细观察;③做心电图时;④在当诊断技师不能及时识别ST变化,心电图报告延迟传递到内科医师时。

为避免这些急诊耽搁,有些医院尝试由急诊科护士做心电图,并直接由医师快速阅读心电图。还可自行设计护理观察记录文书,既节省了护士书写的时间,又提高了护理质量标准。

4.一般急救措施

(1)立即让患者采取舒适体位,合并心力衰竭者取半卧位。

(2)常规给予吸氧,3～5 L/min。

(3)连接好心电监护电极和测血压的袖带(注意:电极位置应避开除颤区域和心电图胸前导联位置)。开启心电监护和无创血压监护。必要时给予血氧饱和度监护。

(4)协助给患者做18导联心电图作为基础心电图,以便对照。

(5)在左上肢和左下肢建立静脉通路,均留置Y形静脉套管针(以备抢救和急诊介入手术中方便用药)。

(6)备好急救药品和除颤器。

(7)抗凝疗法:嚼服肠溶阿司匹林 100～300 mg,或加用氯吡格雷75 mg,1 次/天,皮下注射低分子肝素等。

(8)介入疗法:对于 ACS 患者的治疗尤其是急性心肌梗死,尽快重建血运极为重要,对行急诊 PCI 的患者应迅速做好术前各项准备。

5.急诊冠状动脉介入治疗的术前准备

(1)首先向患者及家属介绍介入诊断和治疗的目的、方法、优点。

(2)急查血常规,血凝全套,心肌酶谱,甲、乙、丙肝抗体,抗 HIV 等,手术区备皮,做碘过敏皮试。

(3)让患者排空膀胱,必要时留置导尿管。

(4)嚼服肠溶阿司匹林 300 mg,口服氯吡格雷 300 mg,备好沙袋,氧气袋,全程监护,护送患者到导管室。

6.急诊 PCI 术后监护

(1)患者返回病房后,护士立即进行心电、血压的监护,注意心率(律)变化。

(2)急诊 PCI 患者术后常规留置动脉鞘管 6～12 小时。嘱患者术侧肢体伸直制动,防止鞘管脱出、折断和术侧肢体的血栓形成。观察手术区有无渗血,触摸双侧足背动脉搏动情况,皮肤颜色和肢体温度的变化。协助按摩术侧肢体。

(3)动脉鞘管拔管前向患者说明拔管的简要过程,消除紧张心理。医师拔管时,护士应准备好急救药品,如阿托品、多巴胺等,观察患者心电监护和血压。拔管后,穿刺部位进行加压包扎,观察有无渗血,保持局部清洁无菌,严格交接班并作好记录。

(四)心肌耗氧量与护理

在 ACS 发病的极早期患者心肌脆弱,电活动极不稳定,心脏供血和耗氧量之间的矛盾非常突出,因此在发病早期,尤其是 24 小时以内,限制患者活动,降低心肌耗氧量,缓解心肌供血和需求之间的矛盾,对保证患者平稳度过危险期,促进心肌恢复,具有非常重要的意义。

1.心肌耗氧量

影响心肌耗氧量的主要因素有心脏收缩功、室壁张力、心肌体积。Katz 提出以二项乘积(double-product,D-P)作为心肌耗氧量的指标,其公式为最大血压乘以心率。由于该指标计算方法简单,可重复性好,临床研究证实其与心肌耗氧量的真实情况相关性好,已被广泛应用于临床。

2.排便动作

各种干预因素都可以引起 D-P 的增加，排便时患者需要屏住呼吸，使膈肌下沉，收缩腹肌，增加腹压，这一使力的动作，加上卧位排便造成的紧张、不习惯等因素，会导致血压升高和心率加快，从而加重心脏负担，使心脏的氧供和氧耗之间失衡，增加心律失常的发生危险。因此在护理中：①必须确实保证 ACS 患者大便通畅，如给予缓泻剂、开塞露等。②有研究表明，坐位排便的运动强度低于卧位排便，故对无法适应卧位排便的患者在监护下试行坐位排便，以缓解其焦虑情绪。③在患者排便期间还必须加强监护，要有护士在场，以应付可能出现的意外情况。

3.接受探视

患者接受探视时 D-P 增加明显。亲友的来访使患者情绪激动，交感神经兴奋，心脏兴奋性增强，心肌耗氧量增加，尤其是来访者表现的过度紧张和不安时更是如此。因此在护理中：①应尽可能地减少探视的次数。②对来访者应事先进行教育，说明避免患者情绪波动对患者康复的意义。③对经济有困难的患者，应劝其家属暂不谈及经费问题。

4.音乐疗法

曾有研究表明，对心肌梗死及不稳定心绞痛患者进行音乐疗法，可使其情绪稳定，交感神经活动减少，副交感神经活动增强，从而使心肌耗氧量减少。但也有些研究没有得出类似结果，其原因可能是对象和乐曲的选择有问题，很难想象一个不懂音乐的人和一个音乐家对同一首曲子会有同样的反映，也很难想象一个人在听到音乐和听到哀乐时会有一样的心情。因此，在进行音乐疗法时应加强针对性。

手术室护理

第一节　普外科手术护理

一、普外科的外科治疗及进展

(一)胃癌的外科治疗及进展

胃癌的手术治疗历史悠久,距今已有逾百年的历史。随着早期胃癌发现率的提高、内镜技术的发展及外科理念的改变,胃癌的外科治疗不再一味追求范围的扩大,内镜、腹腔镜甚至机器人等微创技术的应用及推广,使得胃癌手术逐渐趋向规范化和合理化。近年来,国内外众多学者对如何改善胃癌患者预后做了大量的探索和研究,如早期胃癌的内镜下黏膜切除术、内镜黏膜下切除术,局限性手术、开放或腹腔镜辅助下标准的胃癌 D2 根治术、进展期胃癌手术中的联合脏器切除、保留神经的胃癌切除术、保留胃功能的根治性手术等。下面就早期胃癌外科治疗的新动态做简单的介绍。

1.局限性手术

局限性手术是针对胃癌 D2 标准根治术而言,缩小胃切除范围及淋巴结清扫范围。但其切除范围仍遵循“3 cm 原则”,即切除的边缘应距肿瘤 3 cm 以上。

2.保功能手术

尽量保留有重要生理功能的幽门;保留迷走神经的腹腔支和肝支;即使施行全胃切除,亦应以双空肠袢或回结肠段代胃的方法重建消化道;尽量保留胰腺和脾脏。

3.内镜手术

目前,对胃癌内镜治疗使用的方法有两种:一是对某些隆起性病变做息肉切除术,另一种方法是激光治疗,一般用氩染料和血卟啉。具体手术方法如下。

(1)内镜下黏膜切除:此为内镜治疗早期胃癌的首选方法。因为只有这种方法才能判断癌肿的浸润深度、血管是否受累及切缘有无癌残留。

(2)热探针凝固法:通过胃镜让发热的探针直接烧灼于癌病灶,使其局部创面凝固,随后坏死、脱落。优点是止血效果好。缺点是不能取出标本做活检,且适合的病例仅局限于黏膜小胃癌。

(3)Nd-YAG 激光切除法:是以准接触式连续激光扫描照射 1～6 次,使病灶固化或轻微汽化的方法。器械简单、操作容易、并发症少、效果好,容易被临床医师和患者所接受,需要强调的是激光治疗后 3～4 周内要行内镜复查。同时进行多点活检或用刷拭法检查。如经病理证实仍有癌细胞需重复治疗,直至癌细胞消失。以后定期随访。

(4)内镜下套扎器切除:采用内镜下曲张静脉套扎装置行内镜下黏膜切除则可以解决上述问题。此方法适合任何部位病灶的早期胃癌。

4.腹腔镜手术

腹腔镜摄像头的放大功能能清楚显示局部血管及淋巴结等细微结构,减少术中出血。目前,腹腔镜胃癌手术主要有腹腔镜胃黏膜切除术、腹腔镜胃局部切除术、腹腔镜远端胃大部切除术及腹腔镜全胃切除术等。

(二)肝癌的外科治疗及进展

肝脏医学史是人类认识肝脏疾病,并与肝脏疾病作斗争的历史。原发性肝癌是我国乃至全球最常见的五大恶性肿瘤之一,其诊断与治疗是肝脏外科研究的主要方向之一。肝癌的手术治疗是一种复杂的手术。肝癌切除必须要掌握安全性、彻底性两大原则。切除过程中一般采用"左规右不规"原则,即右叶肿瘤多施行肝局部或部分切除术,左叶肿瘤则多采用规则性切除术,如左半肝切除或左肝外叶切除。近年来,由于外科技术的进步、多学科综合治疗及现代影像学技术的发展,肝癌的手术治疗技术伴随着新技术的发展已逐渐趋于成熟。下面就肝癌外科治疗的新进展做简单的介绍。

1.精准肝切除

精准肝切除是以解剖肝脏叶段肝静脉为中心,完整切除病灶并尽可能保留残肝供血、血液流出道、胆道的手术理念。是近几年肝脏外科技术发展的主要方向之一,是现代外科学精细解剖发展到一定程度的产物,是在新世纪人文医学和循证医学兴起的背景下,依托当前高度发达的生物医学和信息科学技术支撑而形成的一种全新的肝脏外科理论和技术体系。当前高度发达的现代科学技术是这一技术得以实现的重要基础。现代医学影像技术如超声、CT、MRI等多种影像检查手段的综合应用，能够精确评估肝脏病变范围、恶性肿瘤分期和良性病变分型，同时准确了解肝内复杂管道系统的分布、走行、变异及其与病灶的毗邻关系，从而为肝脏病灶可切除性的判断、手术适应证的选择和手术方案的设计提供重要依据。近年来，先进的IT技术可以将个体的肝脏断面建成三维可视化肝脏模型，进而对肝脏解剖结构和病变形态特征进行精确定量分析，并结合虚拟现实技术进行虚拟肝切除和手术规划。

2.腹腔镜肝切除

腹腔镜肝切除与传统的开腹手术相比具有精细、微创、最大限度保留肝组织等特点。由于术中止血技术的提高，目前腹腔镜肝切除可成功开展半肝切除、肝门区精细解剖，可用于肝脏肿瘤、肝门部胆管癌甚至活体肝移植的供肝切取。

3.机器人外科手术系统在肝切除中的应用

机器人外科手术系统具有仿真手腕、三维立体图像、完美的影像控制，其“内腕”较腹腔镜更为灵活，能以不同角度在靶器官周围操作，手术操作的精细程度完全不亚于开腹手术及腹腔镜手术。目前，机器人外科手术系统在肝外科的应用还处于起步阶段，但该技术的开展为微创肝外科的进步提供了一种新的选择。

（三）直肠癌的外科治疗及进展

回顾历史，直肠癌的手术方式已历经数百年的发展。1982年，英国外科医师Heald开始倡导全直肠系膜切除术原则，目前已成为直肠癌根治术的金标准。20世纪80年代以来，局部进展期及术后复发直肠癌的外科治疗取得了重要进展，至此，直肠癌外科治疗技术进入相对成熟稳定的发展阶段。近年来，保留盆腔自主神经等手术新观念的引入，直肠癌转移规律的重新认识，以及综合治疗手段的应用，使直肠癌治疗的成功率不断提高，患者的术后生存率及生活质量也得到了极大的改善。目前，直肠癌的外科治疗在以下几方面取得了较大的发展。

1.腹腔镜低位直肠癌根治术

随着腹腔镜技术的不断完善和发展，腹腔镜直肠癌根治技术也取得了飞速的发展。与传统开腹手术相比，腹腔镜下低位直肠癌根治术，能在更为清晰的视野下，直视手术解剖层次，能更好地保护直肠深筋膜、骶前筋膜、下腹下神经、盆神经丛及输尿管等周围临近组织。对此，甚至有国外专家学者认为，接受腹腔镜手术患者的生存率更优于开腹手术。

2.腹腔镜结肠镜双镜联合治疗直肠癌

双镜联合手术具有定位准确、成功率高、切除病变完全等优点，是一种安全、有效、可操作性强的微创手术方式。该术式主要适用于术前病变不易定位及术中病变可能切除不完全者。

3.机器人操作系统在直肠癌手术中的应用

有国外学者通过对比研究发现，机器人操作系统在狭窄盆腔的低位直肠癌根治过程中中转开腹率低，其灵活性及可操作性完全不亚于甚至超过腹腔镜操作系统。患者术后并发症、肛门失禁、性功能障碍及短期肿瘤预后与腹腔镜手术差异无统计学意义。作为高科技的新兴的外科治疗手段，机器人操作系统的应用前景将非常广阔。

4.经自然腔道内镜手术

经自然腔道内镜手术的概念在1998年被首次提及。其具体含义是指经人体的自然孔道（口腔、肛门、尿道及阴道等）置入软式内镜，分别穿刺空腔脏器（胃、直肠、膀胱及阴道后穹隆等）到达腹腔，在内镜下完成各种外科手术操作，从而达到腹壁不留手术瘢痕的外科操作方式。但就目前而言，该技术尚未成熟，还存在一定的技术缺陷，无法快速推广和普及。

5.直肠癌的内镜治疗

随着内镜技术的发展，如何早期安全有效地治疗直肠癌前病变或早期癌是当今直肠外科医师不容忽视的重要问题。直肠癌内镜微创治疗作为近几年刚刚兴起的治疗方法，其手术适应证和治疗效果将随着内镜治疗总体水平的提升而逐渐扩大和提高。

6.直肠癌肝转移的治疗

有15%～25%的直肠癌患者确诊时已伴有肝转移。很多研究结果表明，伴有肝转移的患者若未经正规手术治疗，其5年生存率为0，而接受手术的患者其术后5年生存率超过50%。由此可见，肝转移患者是否适合手术与合适术式的选择是处理直肠癌患者肝转移的核心问题。目前，肝转移灶外科治疗的方式主要包括以下几种：①术前肝门静脉栓塞；②二期肝切除；③手术切除与消融技术的联合应用。此外，多学科联合治疗也是当下直肠癌肝转移的主要临床研究方向之一。

二、胃大部切除术（毕Ⅱ式吻合）的手术配合

毕（Billroth）Ⅱ式吻合是指远端胃大部切除后，将十二指肠残端闭合、胃残端与空肠上段吻合，是胃癌外科治疗的经典术式。该术式的优点是：即使胃切除较多，胃空肠吻合也不致张力过大，术后溃疡复发率低。因此，临床上应用较广，

适用于各种情况的胃十二指肠溃疡,特别用于十二指肠溃疡。缺点是:手术操作比较复杂,胃空肠吻合后解剖生理的改变较多,引起并发症的可能性较多。

(一)胃的应用解剖

胃位于左上腹部的左膈肌下,呈囊袋状,约有 1 500 mL 的容量。①胃分为4个区域:贲门(胃的入口)、胃底、胃体和幽门部。幽门是胃的出口,收缩时关闭胃与小肠间的通道。②胃的血管:胃的血液供应非常丰富,胃的动脉组成了2条动脉弧,沿着胃小弯、胃大弯行走。胃动脉及其分支之间形成一个十分广泛而又互相沟通的供血网,因此,做胃大部分切除时,尽管结扎了部分主要动脉,仍不至于引起胃缺血性坏死。胃的静脉和同名动脉伴行,最后汇集于门静脉。③胃的淋巴道:对胃癌转移有重要临床意义。胃淋巴毛细血管在黏膜、黏膜下层和肌层广泛分部成网,再经浆膜引流到周围淋巴结。

(二)术前准备

1.患者准备

手术前1天做好上腹部皮肤的准备;要求沐浴、禁食、禁饮、禁戴首饰等贵重物品,女患者不化妆;手术医师与患者及其家属现场核对手术部位,并用防褪色记号笔标记。

2.用物准备

(1)常规物品:剖腹器械包、常规手术布包、电刀、电刀清洁片、吸引皮管、薄膜、敷贴、收集袋、慕丝线、碘伏棉球、纱布、纱布垫、无菌手套、切口保护器等。

(2)特殊仪器:高频电刀、超声刀(备用)。

(3)特殊物品:一次性切割闭合器、荷包钳、一次性管腔吻合器、进口缝线等。

(4)备用物品:腹部撑开器、大弯加包、深部拉钩。

(三)麻醉方式

气管插管全身麻醉。

(四)手术体位

仰卧位。

(五)手术切口

上腹正中切口:自剑突向下绕脐达脐下 2 cm 做一纵形切口,切开皮肤、皮下组织,切开腹白线,分离腹膜外脂肪,剪开腹膜,进入腹腔。

(六)手术步骤及配合

(1)整理无菌器械台、清点物品:刷手护士与巡回护士共同清点物品。

(2)消毒皮肤:递卵圆钳,夹持5% PVP-I棉球消毒皮肤。

(3)术野贴手术薄膜:递无菌巾,递30 cm×45 cm的手术切口保护膜;递电刀,吸引皮管,组织钳固定。

(4)沿腹正中线切开皮肤及皮下组织:递22号刀切开皮肤,纱布垫拭血,电凝止血;递皮肤拉钩,牵开显露术野。

(5)切开腹白线及腹膜:递中弯血管钳两把,提起腹膜;递电刀,切开一小口,再扩大打开腹膜。

(6)探查腹腔:递生理盐水,手术医师洗手后探查腹腔,检查内脏器官及胃部病变的位置与大小(探查顺序遵循无瘤原则),使用切口保护器隔离切口,腹部撑开器或S形拉钩暴露手术野。

(7)游离胃大弯:沿胃大弯分离胃结肠韧带,切断并结扎胃网膜右动、静脉及胃网膜左动、静脉,直到保留最后2支胃短血管。游离结扎一般按两把中弯血管钳钳夹→组织剪剪开→2-0丝线带线结扎或缝扎的顺序进行。

(8)游离胃小弯:离断肝胃韧带,离断胃右动、静脉和胃左动、静脉,离断血管后用2-0丝线结扎或中号圆针2-0线缝扎,分离幽门、胃窦后壁和胰腺间的疏松组织,直至超过十二指肠球部。

(9)断胃:在胃小弯侧上中1/3交界处用2-0号线缝一针牵引,胃大弯侧(保留2支胃短血管)以下置另一牵引线,上述两点的连线即为胃切断处,在固定线以上,用胃钳夹住胃体,四周用盐水纱布垫保护。递弯盘,内置尖刀、碘伏棉球,自胃小弯侧开始边,用刀切边用中号圆针穿2-0丝线间断全层缝合胃体;或用一次性切割闭合器。留下大弯侧3 cm不关闭,用肠钳夹住,备作吻合用。

(10)离断十二指肠:游离十二指肠第一段后,2把大直钳钳夹十二指肠,尖刀切断。递碘伏棉球擦拭断端,残端用2号针线全层连续缝合加做半荷包包埋(或用一次性切割闭合器),近端用小纱布包裹并用布巾钳固定,避免污染,将胃牵至左方。

(11)残胃与空肠吻合(手工缝合):在距屈氏韧带10~15 cm处,将空肠拉至横结肠前方,肠钳在切线方向钳夹其小部分,递尖刀对系膜缘肠壁切开约3 cm。将空肠近端对胃大弯,远端对胃小弯,用2把小直血管钳固定肠钳,用碘伏棉球擦拭吻合口处,递中长镊子及小圆针3-0号线做残胃和肠壁间断缝合,胃肠壁外层浆肌层间断缝合,用小圆针穿3-0丝线缝合结肠系膜间隙。

(12)残胃与空肠吻合(吻合器吻合):在胃残端置荷包钳缝合,置入钉座(蘑菇头状)并收紧荷包。空肠远端用2把软艾利斯钳提起并纵向切开,置入吻合器机身。确定吻合位置穿出吻合器中心穿刺器，与近端吻合器钉座中心杆衔接，依据肠壁厚度调整距离，打开保险，用力捏紧合拢吻合扳手，闻听“咔嚓”声即表示切割吻合完毕。（传递钉座时检查垫圈是否在位，传递吻合器时再次检查吻合钉仓是否完整）。退出吻合器后检查远近端切缘是否完整并妥善保管标本。空肠远端切口用小圆针穿3-0丝线缝合，间断缝合。

（13）止血关腹：清理腹腔，检查十二指肠残端及吻合口有无出血。用温热盐水冲洗腹腔，如肿瘤患者用温蒸馏水冲洗腹腔，放置引流管，清点用物。更换干净器械及纱布，逐层关闭腹腔，缝合腹膜。

（七）围术期巡回护士应该关注的问题

1.术中关注的问题

（1）严格执行核对制度：手术医师、麻醉医师、巡回护士在麻醉实施前、手术切皮前、患者离开手术室前根据手术安全核查表的各项内容认真核对并签名。

（2）做好术中隔离技术：切开肠管前，肠管周围垫无菌纱布垫保护其他组织。为避免肿瘤细胞的种植和播散，术中凡是与肿瘤标本接触的器械、缝针应放在无菌台污染区的腰子盘中，不可再次使用；大体标本离体后，术者应及时更换手套。吻合口关闭后，刷手护士应及时取下被污染的器械，更换无菌治疗巾及非污染器械。

（3）吻合器和切割闭合器的使用：刷手护士必须熟练手术步骤，掌握吻合器的使用方法、注意事项及组件选择。巡回护士打开吻合器和切割闭合器前要与手术医师及刷手护士再次核对品名、型号，刷手护士与巡回护士共同清点并记录吻合器和切割闭合器包装内附件，同时刷手护士要仔细检查吻合钉、切割刀等部件的完整性。同时巡回护士要做好高值物品的登记工作。

（4）加强患者保暖工作：手术时间长、麻醉剂及大量液体的输入等因素容易导致患者体温下降，因此需加强各项保暖措施。及时用被子覆盖患者下肢及肩部，提前将静脉用液体和冲洗液加温。

2.术后关注的问题

（1）手术结束后，检查患者各管道的各个衔接处是否紧密，特别是输液三通帽子是否盖好，及时标识引流管。整理患者衣裤，检查受压皮肤情况。手术医师、麻醉医师、手术室护士和物业人员稳妥地将患者从手术床转移到推车上。转运前再次确认患者身上各种管道维持在正常位置，避免发生液体反流及管道脱落。

（2）术后将患者送复苏室，严密观察生命体征，持续心电监护，观察血氧饱和度。注意查看切口敷料有无渗液及引流管的出血情况。复苏期间，做好安全管理，防止患者坠床等意外事件发生。

(3)加强患者途中转运的管理：转运途中固定担架的护栏及做好患者肢体的约束，防坠床及管道脱落；同时做好肢体保暖工作。

三、左半肝切除术的手术配合

左半肝切除术较常应用于左叶肝癌和肝内结石。为了不损伤行经正中裂中、汇流中间两个肝叶回血的肝中静脉，左半肝切除的界限通常位于肝正中裂左侧 0.5 cm 左右。

(一)肝脏的应用解剖

肝脏是人体最大的实质性器官，重约 1 200～1 500 g。肝脏大部分位于右上腹部的膈下和季肋深面，仅小部分超越前正中线达左季肋部。成人肝重量相当于体重的 2%。肝分为左半肝和右半肝，根据外形可分为左叶、右叶、方叶和尾状叶。临床根据 Glisson 系统(肝门静脉、肝固有动脉和肝管)的分布情况，将肝分成五叶八段。肝的血液供应丰富，肝脏的血容量相当于人体总量的 14%，肝脏血液的 25%～30%来自肝动脉，70%～75%来自门静脉。

(二)术前准备

1.术前访视

术前 1 天巡回护士根据手术通知单到病区对患者进行访视，了解患者的一般情况，各种化验单、知情同意书的完善情况，向患者介绍手术室环境、本次手术的麻醉方法及手术相关的注意事项，评估其术中潜在护理风险，拟定相应的护理干预措施，做好术前心理护理，取得患者及其家属的信任和理解。

2.患者准备

手术前 1 天做好上腹部皮肤的准备，要求患者沐浴、禁食、禁饮、禁戴首饰等贵重物品。女患者不化妆。

3.用物准备

(1)常规物品：电刀、电刀清洁片、吸引皮管、薄膜、敷贴、慕丝线等。

(2)特殊仪器：高频电刀、超声刀、射频消融、氩气刀、超吸刀等，备用一种即可。

(3)特殊物品：血管缝线、大小肝针、止血纱布等。

(4)备用物品：肝脏拉钩、血管缝合特殊器械。

(三)麻醉方式

气管插管全身麻醉。

(四)体位

仰卧位,用45°斜枕或沙袋将右肝区稍垫高(左半肝切除不需要将右侧垫高)。

(五)手术切口

左肋缘下斜切口。

(六)手术步骤及配合

(1)整理无菌器械台、清点物品:刷手护士与巡回护士共同清点物品。

(2)消毒皮肤:递卵圆钳夹持酒精棉球脱脂、碘伏棉球消毒皮肤。

(3)协助医师铺巾,术野贴手术薄膜:递30 cm×40 cm的手术薄膜,递电刀,吸引器皮管,组织钳固定。

(4)沿左肋缘下斜切口切开皮肤及皮下组织:递22号刀切开皮肤,纱布垫拭血,电凝止血;递皮肤拉钩牵开显露术野。

(5)探查腹腔:递生理盐水,手术医师洗手后探查腹腔,检查内脏器官、肝脏病变的位置和大小(探查顺序遵循无瘤原则),使用肝脏拉钩、S形拉钩暴露手术野。

(6)处理第一肝门:分离出肝动脉、门静脉分支及肝管、肝门的管道,分别结扎胆囊管和肝左动脉。递组织剪刀、血管钳分离、钳夹、切断,中圆针、2-0慕丝线缝扎。

(7)游离左半肝,将肝圆韧带、镰状韧带及左冠状韧带、左三角韧带离断:递组织剪刀、血管钳、1-0慕丝线结扎。

(8)处理第二肝门:在肝外解剖肝左静脉,递2-0慕丝线结扎。若肿瘤已侵犯肝中静脉,可用1-0慕丝线缝扎肝左静脉或肝中静脉的共干。

(9)根据肝癌射频消融治疗的适应证配合医师进行射频消融治疗:递单束针或集束针。

(10)阻断肝门,时间不超过20分钟。递红色导尿管、血管钳。

(11)切除肝脏。①沿预切线切开肝包膜、肝实质:递电刀、血管钳。②切断左门静脉主干:递血管钳分离、钳夹,递组织剪剪断,递2-0慕丝线双重结扎。③切断肝左静脉:递血管钳分离、钳夹,递组织剪剪断,递2-0慕丝线双重结扎。④完全切除左半肝:递血管钳钳夹其余肝组织,递组织剪剪断,递2-0慕丝线结扎;递弯盘放置标本。

(12)肝创面止血:递电刀或氩气刀、纱布,递肝针缝合肝创面。必要时使用止血纱布。

(13)关腹、清理腹腔:用温热盐水冲洗腹腔,如肿瘤患者用蒸馏水冲洗腹腔,清点用物。更换干净器械及纱布,逐层关闭腹腔,缝合腹膜。

(七)围术期巡回护士应该关注的问题

1.术中关注的问题

(1)严格执行核对制度:手术医师、麻醉医师、巡回护士在麻醉实施前、手术切皮前、患者离开手术室前根据手术安全核查表的各项内容认真核对并签名。

(2)确保术中患者的安全:双上肢应固定在中单内,用约束带固定膝关节上或下 5 cm 处,防止患者滑动。注意电刀的安全使用,贴负极板前进行评估,皮肤避免接触金属物品,防止灼伤患者。如进行射频消融治疗,则在消毒前放置负极板:单束放置两块,集束放置四块;检查胶是否足够湿润;各负极板的位置与手术部位相等;粘贴时完全与皮肤相接触。

(3)肝门阻断时,及时使用计时器进行计时,分段提醒主刀手术医师控制阻断时间不超过 20 分钟。

(4)严密监测患者生命体征及尿量,维持术中出入量的平衡。

(5)关注出血量,做好输血准备。医师要求输血时,立即通知血库取血。输血时,与麻醉医师做好三查八对后双签名。或者协助麻醉医师做自体血液回输。

(6)实施保温措施:设定手术间温度 21～25 ℃,加温腹腔冲洗液及静脉输液,使用肩部保暖垫,必要时可用加温毯。

2.术后关注的问题

(1)手术结束后,巡回护士应及时调高室温,为患者盖上棉被,并为其整理衣物及各种管道。检查患者的输液管道衔接处是否紧密,三通盖子是否已盖好,并将引流管标识贴在相应的引流管上。患者移至转运床后,巡回护士需再次确认患者身上各种管道维持在正常位置,避免发生液体反流及管道脱落。

(2)术后患者送复苏室,严密观察生命体征,持续心电监护,观察尿量,尤其重视心肺功能的变化。肝脏对缺氧较为敏感,因此必须保证良好的氧气供应,保障剩余肝脏的代偿工作。注意查看切口敷料有无渗液及引流管的出血情况。必要时,应遵医嘱及时予以输血。此外,观察期间还应连续监测患者的血气和血细胞比容,并使血细胞比容维持在 30%～35%,过高则易导致血栓形成。

(3)加强患者途中转运的管理:转运途中固定担架的护栏及做好患者肢体的约束,防坠床及管道脱落;同时做好肢体保暖工作。

四、直肠低位前切除术的手术配合

直肠低位前切除术又称为Dixon手术，切除范围包括乙状结肠下部、近侧直肠、癌肿及远侧5 cm肠管和系膜组织、肠系膜下动脉根部和周围淋巴结。

(一)直肠的应用解剖

直肠位于盆腔后部，平第3骶椎处，上接乙状结肠，借直肠骶骨筋膜与骶尾骨相贴，并沿其前面下行，穿过盆膈转向后下，至尾骨平面与肛管相连，形成约90°的弯曲。上部直肠与结肠粗细相同，下部扩大成直肠壶腹，是暂存粪便的部位。直肠长度为15 cm左右，以腹膜反折为界，将直肠分为上段直肠和下段直肠，下段直肠接肛管。

(二)术前准备

1.术前访视

术前1天巡回护士根据手术通知单到病区对患者进行访视，了解患者的一般情况，各种化验单、知情同意书的完善情况，评估患者潜在护理风险系数，拟定相应的护理干预措施；向患者介绍手术室环境、工作流程，询问患者术前需求，并根据具体情况予以不同程度的满足。

2.患者准备

手术前3天开始肠道准备，术前晚清洁灌肠；手术前1天做好上腹部皮肤的准备，要求患者沐浴、禁食、禁饮、禁戴首饰等贵重物品，女患者不化妆。

3.用物准备

(1)常规物品：纱布、电刀、电刀清洁片、吸引皮管、薄膜、敷贴、收集袋、慕丝线、碘伏棉球、切口保护器等。

(2)特殊仪器：高频电刀、超声刀。

(3)特殊物品：一次性切割闭合器、荷包钳、一次性管腔吻合器、进口缝线等。

(4)备用物品：威客钳、三页拉钩。

(三)麻醉方式

气管插管全身麻醉。

(四)体位

截石位。

(五)手术切口

左下腹旁正中切口或下腹正中切口，自耻骨联合上缘至脐上5 cm。

(六)手术步骤及配合

(1)整理无菌器械台、清点物品:刷手护士与巡回护士共同清点物品。

(2)消毒皮肤,协助医师铺巾,留置尿管:递卵圆钳,夹持酒精棉球脱脂,碘伏棉球消毒皮肤。递 14 F 导尿管(男性递润滑胶),递注射器抽吸生理盐水 10 mL 充盈气囊,连接引流袋。

(3)术野贴手术薄膜:递 30 cm×45 cm 的手术切口保护膜,递电刀,吸引器皮管,组织钳固定。

(4)沿切口切开皮肤及皮下组织:递 22 号刀切开皮肤,纱布垫拭血,电凝止血,递皮肤拉钩,牵开显露术野。

(5)探查腹腔:递生理盐水,手术医师洗手后探查腹腔,检查内脏器官,按顺序探查肝脏、全部结肠、腹膜、腹主动脉前、肠系膜下血管和髂内血管附近淋巴结有无转移,邻近器官有无浸润,直肠癌肿的范围及周围情况。使用切口保护器隔离切口,腹撑或 S 形拉钩暴露手术野。确定可以切除时,将体位置于头低脚高位,用湿纱布垫将小肠推向上腹部。

(6)游离直肠上端、乙状结肠:递超声刀分离乙状结肠系膜与左侧腹壁的先天性粘连,显露乙状结肠系膜根部。递电刀切开直肠乙状结肠左侧腹膜,分离直肠后间隙,显露精索(卵巢)血管及左输尿管。递电刀切开直肠乙状结肠右侧腹膜,显露骶前神经丛和腹下神经。

(7)结扎肠系膜下血管:递血管钳、慕丝线结扎肠系膜下动脉;清扫肠系膜下动脉根部淋巴结;递血管钳、慕丝线结扎肠系膜下静脉并递组织剪切断。递手术刀切开乙状结肠系膜无血管区,展开乙状结肠系膜,切除相应淋巴引流区域的乙状结肠系膜。至此,乙状结肠及部分直肠上段已完全游离。

(8)游离中下段直肠:递超声刀游离直肠中下段后壁,分离直肠左侧,切开骶骨直肠筋膜。继续游离直肠前壁,递电刀切断直肠侧韧带。直肠侧方完全游离后可继续游离直肠前方,并再次确认肿瘤部位,若肿瘤远侧游离肠管达 3 cm 以上,可行直肠低位前切除术。

(9)远端肠管灌洗:递大直角钳在肿瘤远端预切线处钳夹,经肛门用聚维酮碘溶液和生理盐水灌洗远端直肠。

(10)切断肠管:递手术刀切断近端结肠距癌肿 15 cm 以上确定乙状结肠切除线,并递荷包钳钳夹。

(11)乙状结肠-直肠吻合:递荷包线在荷包钳钳夹处做荷包缝合;根据结肠口径大小,选用 32~34 mm 环形吻合器。递碘伏棉球给助手消毒肛门,递吻合器给助手，将其从肛门放进去与蘑菇头对齐吻合。退出吻合器，检查切缘的完整性。留取标本，固定吻合口。

(12)结肠J形贮袋吻合或结肠成形：适用于距肛缘4 cm以下的吻合口或结肠肛管吻合。

(13)止血关腹：清理腹腔，检查吻合口有无出血。用温热盐水冲洗腹腔，如肿瘤患者用蒸馏水冲洗腹腔，放置引流管，清点用物。更换干净器械及纱布逐层关闭腹腔。

(七)围术期巡回护士应该关注的问题

1.术中关注的问题

(1)协助医师摆好截石位，体位安置时应尽量暴露手术野，利于医师操作，但不影响患者舒适及安全。截石脚架上安置凝胶垫，保护患者双下肢，防止腓总神经受压。在不影响手术暴露的前提下，应尽量减小双腿的外展幅度。术中，巡回护士还应继续密切观察患者双下肢的摆放情况，及时提醒术者不得压迫患者腿部。

(2)术中因手术暴露需要患者取骨盆高位时，头部不可过低，以避免长时间脑部循环过度灌注而造成并发症。

(3)注意观察患者的生命体征、尿量、负压吸引量的变化，如出现紧急情况应及时提醒主刀医师。

(4)为避免患者术中低体温的出现，如有条件应在手术开始时即为患者实行持续体温监测；注意调节好室温，加温静脉输液和腹腔冲洗液。

(5)手术结束患者体位归位时，双下肢不能同时归位，应先放一侧下肢，经麻醉医师同意后再放另一侧下肢。

(6)术前护理评估为深静脉血栓高危患者，手术开始前可协助患者穿弹力袜或绑好弹力绷带。

(7)术中吻合器及切割闭合器及超声刀的使用具体注意事项可参考“胃大部切除术”。

2.术后关注的问题

(1)手术结束后，巡回护士应及时为患者穿好衣裤，盖好棉被，注意保暖及保护患者隐私。

(2)检查患者输液管道的各个衔接处是否紧密，三通盖子是否已盖好，并将引流管标识贴在相应的引流管上。当患者从手术床移至转运床上时，巡回护士还应再次确认管道位置。

(3)术后患者送复苏室,严密监测生命体征,持续心电监护,观察血氧饱和度。注意查看切口敷料有无渗液及引流管的出血情况,特别是骶前引流液的量和性状,查看有无短时间内大量出血。

第二节　骨科手术护理

一、骨科的外科治疗及进展

(一)新型导航技术和微创成为脊柱外科"利器"

脊柱外科由于本身的特点、部分病例局部结构复杂,对其进行固定和减压手术难度和危险性仍然很高。使用红外线主动诱导计算机辅助导航系统可使手术部位的确定更为简便,手术时间缩短,手术的安全性明显提高。巡航导弹的卫星定位技术利用地面固定标志作为参考点,将实际地形和预先储存的虚拟地形图通过卫星进行对照,使导弹能够进行三维空间的精确打击。脊柱外科的导航技术就是根据这一原理发展而来的,因此具有基准点的建立、多点参考点的对照、实时红外线跟踪等相同要素。

红外线主动诱导计算机辅助三维导航主要用于寰枢椎固定手术、颈椎椎弓根钉固定手术、上胸椎椎弓根固定手术,以及胸腰椎后凸畸形矫正手术。两维导航手术主要用于腰椎手术。在使用导航系统时,需特别注意:

(1)对高位颈椎、颈椎椎弓根或其他复杂畸形患者的固定最好使用三维导航,腰椎可以使用二维导航。

(2)医师在术前应充分计划,进行良好的CT重建资料的输入,选定好患者各脊椎的注册点,科学摆放机器的位置,避免阳光照射。

(3)患者示踪器应牢固固定。术中一旦启动了导航仪,患者示踪器绝对不能移动。CT导航时3～4个关键参考点的核准一定要尽可能准确。操作应认真、轻柔。全部照合完成后,要找几个临床容易判断的点,如棘突、关节突等,核实一下导航仪的指示是否准确。

(4)医师在术中的操作应符合外科手术的传统经验。如果所有操作是正确的话,应该确信导航仪是非常正确的。

(二)创伤骨科医用机器人技术进展

目前,微创外科已由早期传统的内镜、腔镜技术逐渐进展到由影像学、信息科学、机器人技术、遥控技术等高新技术组成的计算机辅助微创导航术。创伤骨科正在成为计算机辅助导航骨科手术临床应用的热点领域,计算机辅助导航骨科手术及医用机器人技术提高了创伤骨科的治疗效果,使手术更微创、更精确、更安全。

1.导航定位技术

使用美国 Stryker 主动式红外示踪骨科导航手术系统及加拿大导航定位仪实验样机,设计出黑白颜色对比识别的跟踪定位方法,开展除红外光学定位方法以外的其他光学定位方法研究,以解决光学定位设备昂贵,术中遮挡的问题;自主研发机器人双目视觉定位技术,并与医用机器人结合,搭建创伤骨科手术中的精确立体定位平台。上述关键技术已在部分临床病例中应用,并进行了误差测定,定位精度在 0.4～0.8 mm,完全可以满足计算机辅助导航骨科手术的需要。

2.小型化、模块化骨科机器人

针对我国创伤骨科疾病的发病特点,充分考虑我国现有的手术室环境和医学影像设备,科研人员对自主研发的骨科机器人进行小型化、模块化设计。这种机器人主要应用于长骨骨折,其整个系统采用框架式机械结构,非全自动化操作,具有骨折复位、导航定位、术中控制 3 个模块,在操作中具备 6 个自由度;其采用通用模块化设计,可以加用不同的设备接口,进行不同骨折部位的手术;骨科机器人备有遥操作线控接口,可以实施远程手术。目前,这种机器人已成功地用于 40 余例长骨骨折闭合复位带锁髓内针手术,同原有骨科手术相比,其在骨折复位、远端锁钉植入、内植物型号选择的准确性及减少术中 X 线下暴露时间方面有显著优势。

3.骨科生物力学分析系统

评价骨折部位的内固定物的位置、数目、固定强度是否合理,需要进行生物力学的测试。目前,北京积水潭医院创伤骨科采用对骨折图像进行三维重建,计算机有限元分析的虚拟仿真实验与尸体骨力学实验验证的方法,进行骨折内固定物的生物力学研究。现已初步建立股骨颈骨折经皮空心钉内固定的有限元模型。此分析系统有望作为计算机辅助导航骨科手术的术前规划,术后效果评价的软件系统。

4.医学图像处理技术

科研人员对传统 C 臂机的二维透视图像进行了锥束成像技术研究。目前可以进行图像校准、拼接,并将CT数据转化为DICOM数据格式,完成了图像从二维向三维重建的可视化技术。

5.远程医疗相关技术

北京积水潭医院创伤骨科利用现有的宽带技术,自主研发图像传输软件,现可以进行手术视频传输;并将骨科机器人进行主-仆式远距离操作设计,开展远程手术研究。目前,他们已经在局域网建立远程手术的操作模型,进行了图像、操作规划指令异地实时传输,下一步将开展真正的远程手术。

(三)导航辅助优化前交叉韧带重建术

使用基于双平面X线影像的导航系统辅助关节镜下前交叉韧带重建术能够将骨隧道精确地放置在手术预想的位置上,以保证手术获得最好的结果。导航手术能够最大限度地减少骨隧道位置的变化,保证手术结果的稳定性。另外,对于因前交叉韧带重建手术失败而需要翻修手术的病例,使用导航系统进行术前手术方案的设计和在术中进行精确定位,能够降低手术的复杂性。

目前,临床最新使用的基于双平面X线影像导航系统辅助关节镜下前交叉韧带重建手术,是将虚拟现实技术加入传统的关节镜手术中,通过对患者肢体的"注册"操作,使患者肢体的解剖位置与其X线影像实时对应,通过夹持在手术医师使用器械上的追踪器,将手术器械的位置和方向实时射在膝关节正、侧位图像上,术者以此为依据确定股骨和胫骨隧道的位置与方向。其手术方法主要为:关节镜检查后,首先清理前交叉韧带残端,确定韧带止点的足印,分别在股骨和胫骨安装追踪器,使用C型臂透视并将图像传输到导航系统,即完成了注册操作。此时,患者肢体与X线影像达到一一对应且实时对应的关系。同时,术者使用的探钩和导针通过注册也能实时地出现在屏幕上,与正、侧位X线影像叠加在一起显示位置和方向。术者可以根据术前规划的股骨和胫骨隧道位置与方向置入导针,根据导针的位置使用空心钻钻骨隧道,引入移植物,并用挤压螺钉固定,完成手术。

(四)小切口人工全膝关节置换术强调"长期存留"

随着微创手术的发展,小切口人工全膝关节置换术应运而生。目前,小切口人工全膝关节置换术的主要目的是减少对股四头肌的损伤,减少对膝关节周围软组织的损伤,从而减少术中和术后失血,促进膝关节功能的早期康复。小切口人工全膝关节置换手术必须遵循长期存留的原则,要保证对患者关节安放的准确性,使患者能够长期使用。要做到这些,医师应保证在手术中做到膝关节内外侧软组织的平衡、截骨的准确、良好的下肢力线及假体可靠的固定。如出现任何影响假体长期存留的因素，医师应放弃使用小切口手术，绝不能以牺牲患者的根本利益为代价来追求小切口。

(五)手部人工关节置换术日趋完善

各种原因造成的手部关节损伤常会使关节活动受限，在晚期造成固定畸形。同时，损伤的关节常合并肿胀、疼痛，严重影响手的功能和外观。随着医学界对人工关节设计的不断改进，目前的设计技术融合了解剖形状设计、骨整合概念和高科技材料，从而使人工关节置换术的效果越来越好。术后，患者不但原关节的肿胀、疼痛、畸形消失，而且关节活动度有显著改善。但是也存在一些问题，如新的人工关节置入后多久会出现老化、关节会不会松动等还需要进一步观察。有学者认为，通过生物学重建方法和组织工程的成熟应用，将有可能解决现存的很多问题，人工关节更趋完善，其使用也会更加广泛。

二、胫骨骨折切复内固定术的手术配合

(一)概述

胫腓骨是长管状骨中最常发生骨折的部位，约占全身骨折的13.7%。10岁以下儿童尤为多见，其中以胫腓骨双骨折最多，胫骨骨折次之，单纯腓骨骨折最少。胫腓骨由于部位的关系，遭受直接暴力打击、压轧的机会较多。又因胫骨前内侧紧贴皮肤，所以开放性骨折较多见。严重外伤、创口面积大、骨折粉碎、污染严重、组织遭受挫灭伤为本症的特点。

胫骨骨折可分为3种类型：①单纯骨折，包括斜行骨折、横行骨折及螺旋骨折。②蝶形骨折：蝶形骨块的大小和形状有所不同，因扭转应力致成的蝶形骨折块较长，直接打击的蝶形骨折块上可再有骨折线。③粉碎骨折：一处骨折粉碎，还有多段骨折。

(二)术前准备

1.患者准备

手术前1天巡回护士对患者进行访视，了解患者的一般情况，化验单、知情同意书的齐备情况，做好禁饮、禁食、禁戴各类金属物品的宣教；评估患者潜在护理风险系数，拟定相应的护理干预措施；同时，向患者介绍手术室环境、工作流程，询问患者术前需求并根据具体情况予以不同程度的满足。适当的心理护理，对患者的手术起到一定的积极作用，促进术后恢复。核查手术医师与患者及其

家属是否已共同做好手术部位标记。核查患者是否有骨牵引及骨牵引处皮肤的状况,以利于术中对患者受压部位皮肤连续性整体护理。

2.用物准备

(1)常规物品:布类台子包、中单包、四肢包、持骨钳、骨科内植物及内植物器械包、电刀头、吸引器皮管、22 号刀片、11 号刀片、含碘薄膜巾、盐水巾敷料、敷贴等。

(2)仪器设备:高频电刀、C 臂机、电动止血仪、电钻。

(3)特殊物品:进口可吸收线、皮钉、大纱布、大棉垫等。

(三)麻醉方式

气管插管全身麻醉或硬膜外麻醉。

(四)手术体位

平卧位。

(五)手术入路

胫骨前侧入路。

(六)手术步骤及配合

(1)整理无菌器械台、清点物品:刷手护士与巡回护士共同清点物品,关注器械和物品的数量、性能、完整性。

(2)消毒皮肤,协助医师铺巾:刷手护士准备持棉钳及 6 颗安尔碘棉球,协助手术医师行手术部位皮肤消毒,铺巾。顺序:3 块中单,1 块小方巾,1 把布巾钳,1 块中单,1 块小方巾包脚,绑带包扎。

(3)术者穿手术衣,密闭式戴手套:刷手护士递袜套、洞单并协助铺巾,插桌移至手术床尾,插桌上覆盖一块中单,与手术床形成一个连续的无菌区域。

(4)术野贴手术薄膜:递 45 cm×45 cm 的含碘手术膜,递电刀,吸引器皮管,爱丽斯钳固定,巡回护士连接电刀、吸引器皮管等。

(5)手术三方核对:严格执行手术安全核查。

(6)驱血,气囊止血带充气:刷手护士准备驱血带,协助手术医师给患肢驱血,巡回护士予止血仪充气,观察气囊止血带充气是否正常,并记录充气时间。

(7)暴露切口:刷手护士递 22 号刀片、盐水巾,手术医师切开伤口。切口线以骨折线为中心距胫骨嵴外约 1 cm 的纵行切线,长度与钢板相似。切开皮肤后,递电刀止血,以爪拉钩或皮肤拉钩做牵开暴露。

(8)暴露骨折端:更换 22 号刀片,切开深筋膜,用手术刀行深筋膜下剥离。

切开骨膜，用骨膜剥离器做骨膜下剥离。显露骨折端，用刮匙将伤口内血块及肉芽组织刮净。

(9)复位内固定：整复后，将钢板置于胫骨外侧，用两把骨固定钳分别将上下骨折片及钢板作固定。先以 2.5 mm 钻头在近端中央钻孔，以 3.5 mm 丝攻起子拧入皮质骨螺丝钉，再在远端中央钻孔拧入加压螺钉，然后相继拧入其他螺丝，固定稳定后，松开骨固定钳。

(10)冲洗缝合伤口：用水节冲洗伤口，放置负压引流管，然后用 1-0 可吸收线，2-0 可吸收线，皮钉逐层缝合骨膜，皮下组织及皮肤，敷贴覆盖，放松止血带，大棉垫或大纱布加压包扎。

(七)围术期手术室护士应该关注的问题

1.术中关注的问题

(1)严格执行手术安全核查制度：手术医师、麻醉医师、手术室护士在麻醉前、手术切皮前、患者离开手术室前根据手术安全核查表上的各项内容认真核对并签名。骨科手术务必核对影像资料，确认左右侧肢体。

(2)严格无菌操作：术中要用 C 臂机进行拍片，要关注拍片过程中手术区域及手术人员是否受污染。严格把控骨科内植入物的灭菌合格状况。

(3)妥善安置体位：在安置体位时避免皮肤接触金属，预防皮肤压力性损伤，避免患侧上肢过分外展，引起血管神经损伤。

(4)规范使用气囊止血带：术前规范使用气囊止血带，术中关注气囊止血带是否正常运行，防止自动放气。

2.术后关注的问题

(1)注意保暖及保护患者隐私：手术结束后，妥善将患者转移到推车上，在患者身上盖好清洁的布类单，再盖棉被，做好保暖，保护患者隐私并做好感控工作。做好各管道的管理工作，避免脱落。

(2)术后患者送复苏室，监测生命体征，观察伤口有无渗血情况。

(3)患者在复苏室安全拔管后，继续观察半小时，完全复苏后，妥善安全地转运回病房。

三、颈椎前路椎体次全切除减压植骨融合内固定术的手术配合

颈椎病是指颈椎间盘退行性改变及其继发性改变刺激或压迫邻近的组织(神经根、脊髓、椎动脉、交感神经等)而引起的各种症状和体征。随着我国人口老龄化，其发病率逐年增多，严重影响着患者的身体健康和生活质量。颈椎病是

一种慢性退变性疾病，其治疗也根据不同病程及不同病理类型而有所不同，治疗方法一般分手术治疗与非手术治疗。当颈椎病发展到一定程度，必须采用手术治疗才可中止对神经组织的进一步损害，尤其是脊髓型颈椎病，做到早期诊断，早期治疗意义重大。下面就颈椎病手术治疗做简单的介绍。①颈椎前路手术是治疗脊髓型颈椎病的重要手段，可以直接切除退变或者突出的椎间盘及椎体后缘骨赘，从而解除对脊髓和神经根的压迫。多数情况下，前路手术更合理，是手术治疗颈椎病的一大进展，主要手术方式有前路椎间盘切除融合内固定术、前路椎体次全切减压、椎体间钛网植入融合内固定术、前路显微镜下椎间盘切除术。近年来，随着脊柱微创技术的不断发展，也有学者尝试通过颈椎椎间孔镜下椎间盘摘除术。②颈椎后路手术是通过椎板切除恢复椎管腔容积来达到解除脊髓压迫的目的，除此之外还有椎管扩大成型术，其结果也是扩大椎管容积，并保留了颈椎稳定性，也是一种满意的颈髓后路减压术。另外，若病变超过 3 个椎节而无法从前路获得充分减压，可以选择颈椎后路手术。

颈椎前路椎体次全切除减压植骨融合内固定术是目前应用较多的术式，其减压范围大，牺牲的正常骨质少，已经逐步取代环锯扩大减压术。适应各种类型颈椎病、多节段或严重型脊髓型颈椎病、某些颈椎后纵韧带骨化症，有助于减压。因此，本节以此术式为例进行详细介绍。

(一)颈椎的应用解剖

颈椎共有 7 个节段，椎体较小，呈横椭圆形。除第 1、2 颈椎外，其他椎体上面的侧缘向上突起形成椎体钩，与上位椎骨椎体侧缘构成钩椎关节。如增生肥大可至椎间孔变窄，压迫脊神经而产生症状。横突有孔，称横突孔，内有椎动脉、椎静脉走行。关节突不明显，关节面近水平位。颈椎棘突一般短而平，第 2～6 颈椎末端分叉。第 1 颈椎又称寰椎，呈环形，分前弓、后弓和左右侧块，前弓较短，内面有关节面，称齿状突。寰椎无椎体、棘突和关节突。第 2 颈椎又称为枢椎，椎体上方有齿突。第 7 颈椎又称隆椎，棘突最长，末端不分叉，活体易于触及，常作为骨性标记。

(二)术前准备

1.患者准备

术前 3～5 天进行推移气管和食道训练，保证手术顺利进行。术前必须进行床上排尿、排便练习，以减少术后排尿、排便困难，以及插导尿管引起尿路感染。手术前 1 天，做好皮肤的准备；要求沐浴、禁食、禁饮、禁戴首饰等贵重物品，女患者不化妆；手术医师与患者及其家属现场核对手术部位并用防褪色记号笔标记。

2.术前访视

术前1天，巡回护士根据手术通知单到病区对患者进行访视，了解患者的一般情况，各种化验单、知情同意书的齐备情况，评估患者潜在护理风险系数，拟定相应的护理干预措施；向患者介绍手术室环境、工作流程，询问患者术前需求并根据具体情况予以不同程度的满足。适当的心理护理，对患者的手术起到一定的积极作用，促进术后恢复。

3.用物准备

(1)常规物品：颈前路包，颈前路特殊包，大台子，特殊碗，无菌中单，灭菌灯罩，10号刀片，11号刀片，含碘薄膜贴，单极电刀，双极电刀，吸引器皮管，敷贴，1-0、4-0慕丝线，骨蜡，吸收性明胶海绵，消毒棉球。

(2)特殊仪器：高频电刀、高速磨钻、移动C臂机、移动头灯。

(3)特殊物品：眼膜、体位垫等。

(4)备用物品：脑用显影棉片、颅骨牵引弓。

(三)麻醉方式

气管插管全身麻醉。

(四)手术体位

仰卧位。

(五)手术切口

颈前路右侧斜形切口。

(六)手术步骤及配合

(1)整理无菌器械台、清点物品：刷手护士与巡回护士共同清点物品，关注器械及物品的数量、性能、完整性。

(2)消毒皮肤，协助医师铺巾：准备持棉钳及4颗消毒棉球。消毒范围：上至下唇，下至乳头，两侧至斜方肌前缘。铺巾顺序：两个布球固定颈部→4块方巾→两块中单横拉→一块中单U形盖头端。

(3)术者穿手术衣，密闭式戴手套：刷手护士递洞单并协助铺巾，插桌移至手术床位，插桌上横拉一块中单。

(4)术野贴手术薄膜：递含碘手术薄膜，递电刀，吸引器皮管，爱丽斯钳固定，巡回护士连接电刀、吸引器皮管等。

(5)三方核对：严格执行手术安全核查。

(6)切开皮肤、皮下组织、筋膜,分离筋膜肌肉、韧带,显露椎体:递 10 号刀片切开皮肤,电刀切开皮下组织筋膜,递甲状腺拉钩牵开皮下组织,术者手指钝性分离颈前筋膜肌肉及前纵韧带到达椎体前方,递颈椎拉钩牵开切口。

(7)C 臂机定位:递血管钳夹带定位针,插入需定位椎间盘。用中单保护手术区域,C 臂机套无菌套。

(8)撑开椎体:递颈椎椎体撑开器。于伤椎上下位椎体中央分别拧入撑开器螺钉,套上撑开器撑开椎体。

(9)减压:递 11 号刀片切开椎间盘纤维,递髓核钳取出破碎椎间盘。递双关咬骨钳咬除椎体前骨皮质和大部分骨松质,接近椎体后缘时递刮匙、椎板咬钳,小心减压。

(10)植骨:调整撑开器高度,使颈椎前柱的高度恢复正常。选取合适长度钛网,将椎体切除所获取松质骨填塞钛网内并置于减压处。

(11)固定:选择合适长度,刚好超过钛网,在上、下椎体上安装螺钉,以打孔器攻丝直至椎体后侧皮质,钢板的中间孔用粗螺钉固定,术中 X 线透视确认钢板螺钉位置。

(12)缝合切口:用生理盐水反复冲洗创口,放置引流管,三角针 4-0 线固定引流管,清点器械、敷料等数目无误。圆针 1-0 慕丝线逐层缝合肌层、皮下组织,三角针 1-0 慕丝线缝合皮肤,敷贴覆盖切口。颈围固定。

(七)围术期手术室护士应该关注的问题

1.手术前关注的问题

(1)严格执行核对制度:手术医师、麻醉医师、手术室护士在麻醉前、手术切皮前、手术结束时根据手术安全核查表的各项内容认真核对并签名。

(2)术前搬运患者时应特别关注截瘫患者,应有专人搬运,头颈肩保持直线平移,搬运后检查患者肢体活动情况。

(3)体位摆放时颈下体位垫放置充实,避免虚空。摆放体位时应与截瘫患者沟通放置体位垫后的肢体活动情况。

2.手术中关注的问题

注意术中 C 臂机反复透视时的刀口保护,保证无菌操作,避免感染。

3.手术后关注的问题

(1)手术结束后,巡回护士检查患者输液管道的各个衔接处是否紧密,静脉三通盖子是否已盖好,并将引流管标识贴在相应的引流管上。同时给手术患者穿上手术衣及整理身上的各种管道后,手术医师、麻醉医师、手术室护士、工友要将患者保持脊柱水平位，从手术床平稳转移到推车上。转运后再次确认患者身上各种管道维持在正常位置，避免发生液体反流及管道脱落。

(2)术后患者送复苏室，严密观察生命体征，持续心电监护，观察血氧饱和度等。注意查看切口敷料有无渗液及引流管的出血情况。复苏期间，做好安全管理，防止患者坠床等意外事件。

(3)加强患者途中转运的管理：转运途中固定担架的护栏及做好患者肢体的约束，防坠床及管道脱落；同时做好肢体保暖工作。

四、后路腰椎椎体间融合术的手术配合

腰椎病是指因脊柱及脊柱周围软组织急慢性损伤或腰椎间盘退变、腰椎骨质增生等原因引起，在临床上表现为以腰痛、腰部活动受限和腰腿痛为主要症状的疾病。医学上所讲的腰椎病，涵盖了腰部软组织劳损、腰部肌筋膜炎、腰椎退行性骨关节病、腰三横突综合征、腰椎间盘突出症、急性腰扭伤、梨状肌综合征、腰椎结核等疾病。腰椎病的治疗包括物理疗法、药物疗法、中医膏药疗法、封闭疗法、手术治疗。手术治疗主要用于严重影响生活、工作和休息者，经非手术疗法无效者。下面就腰椎病手术治疗做介绍。①腰椎前侧(经腹膜)手术：经腹膜腰椎前侧入路通常用于融合 L_5S_1，虽然显露 L_4L_5 椎间隙时需要游离部分大血管，但是该入路也可以用于 L_4L_5 的椎间融合。虽然理论上该入路很简单，但是对于不熟悉此入路的骨科医师常常需要普外科医师的帮助。②腰椎前外侧(腹膜后)手术：与经腹腔入路相比，经腹膜外显露腰椎前部有以下优点：第一，可以显露 L_1 至骶骨的所有椎体，而经腹腔入路很难显露 L_4 水平以上的椎体；第二，可以利用此入路行感染的引流(如腰大肌脓肿)，没有术后回肠炎的危险。由于腹膜外血管解剖的特点，利用此切口显露 L_5S_1 椎间隙比较困难。该入路可以用于以下情况：脊柱融合、腰大肌脓肿引流与感染椎体病灶刮除、椎体部分或全部切除及植骨、穿刺活检不可能或比较危险时的椎体活检。③腰椎后路手术：腰椎后侧入路在腰椎手术中最为常用，除了可以显露马尾和椎间盘外，还可以显露脊柱的后侧附件，棘突、椎板、关节突关节和椎弓根。手术入路通过中线，可以向近端或远端延长。腰椎后侧入路主要应用于以下手术：突出椎间盘的摘除、神经根的探查、脊柱融合、肿瘤切除。

后路腰椎椎体间融合术是一种经后路将植骨块或各种充填骨质的融合器置入相邻椎体间隙达到椎体间融合的手术。随着后路椎弓根钉系统的联合应用，为椎间植骨块提供了更好的加压作用，进一步提高了融合率。近年来因骨移植

材料(如各种钛金属、聚醚醚酮及碳纤维的融合器)的发展而更加完美。手术适用于巨大的中央型腰椎间盘突出、间盘退变导致椎间明显不稳、复发的椎间盘突出、后外侧融合失败、假关节形成、间盘源性下腰痛、症状明显的椎管狭窄。因此,本节以此术式为例进行详细介绍。

(一)腰椎的应用解剖

腰椎椎体较大;棘突板状水平伸向后方,相邻棘突间间隙宽,可作腰椎穿刺用,关节突关节面呈矢状位。人体有 5 个腰椎,每 1 个腰椎由前方的椎体和后方的附件组成。椎板内缘成弓形,椎弓与椎体后缘围成椎孔,上、下椎孔相连,形成椎管,内有脊髓和神经通过,两个椎体之间的联合部分就是椎间盘。腰椎椎体有 5 块,因负重较大,所以椎体体积大,呈肾形,横径大于矢状径;又因发生腰曲的缘故,其前后缘高度之比较低,仅为 0.88。但自 L_1 以下逐渐升高,L_5 最大,达 1.17,男女基本相同。腰椎的椎弓根伸向后外,椎上切迹较小,自 L_1 向下矢状径顺序下降,而椎下切迹较大。上下区别不大。椎弓板较厚,略向下后倾斜。椎孔呈三角形,较小。腰椎的上关节突由椎弓根发出,向内与上一节腰椎的下关节突相接,椎间关节的方向呈矢状位,但向下逐渐变成斜位。横突关节突间部称狭部。第 3 腰椎横突最长,附于其上的肌肉若强烈收缩,可产生撕脱性损伤。腰椎的棘突呈板状,水平伸向后方。

(二)术前准备

1.患者准备

适应性训练,手术时患者体位取俯卧位,为适应手术需要,术前 3 天指导患者进行俯卧位练习。具体方法:患者俯卧,在胸腹部垫一软垫,头部转向一侧,两臂弯曲放于头前。术前教会患者在床上平卧位使用便器大小便,以防术后因不习惯床上排便而引起尿潴留或便秘。手术前 1 天,做好皮肤的准备;要求沐浴,禁食、禁饮、禁戴首饰等贵重物品,女患者不化妆;手术医师与患者及其家属现场核对手术部位并用防褪色记号笔标记。

2.术前访视

术前访视是手术室护士的职能和职责之一。术前 1 天,巡回护士到病区对患者进行访视,合适称呼、自我介绍后为患者讲解手术的目的、方法及麻醉方法、手术环境,并说明术前准备的要点。与患者及家属亲切交流,科学解答患者的提问或疑虑,减轻患者的心理负担。

3.用物准备

(1)常规物品:椎间盘包、神经拉钩、椎板咬钳、大台子、特殊碗、无菌中单、灭菌灯罩、22 号刀片、11 号刀片、含碘薄膜贴、单极电刀、双极电刀、吸引器皮管、水节、敷贴、4-0 丝线、引流管、无菌灯罩等。

(2)特殊仪器:高频电刀、高速磨砖、移动 C 臂机、暖风机。

(3)特殊物品:骨蜡、吸收性明胶海绵、俯卧体位垫、大棉垫。

(4)备用物品:止血纱布、耳脑胶、特殊缝线、脑棉片、皮钉、加温输血器。

(三)麻醉方式

气管插管全身麻醉。

(四)手术体位

俯卧位。

(五)手术切口

做中线切口,依次切开皮肤、皮下组织及腰骶筋膜。

(六)手术步骤及配合

(1)整理无菌器械台、清点物品:刷手护士与巡回护士共同清点物品,关注器械及物品的数量、性能、完整性。

(2)消毒皮肤,协助医师铺巾:术者穿手术衣,密闭式戴手套。刷手护士递洞单并协助铺巾,插桌移至手术床位,插桌上横拉一块中单。

(3)术野贴手术薄膜:递 45 cm×45 cm 的含碘手术薄膜,递电刀,吸引器皮管,爱丽斯钳固定,巡回护士连接电刀、吸引器皮管等。

(4)三方核对:严格执行手术安全核查。

(5)分离:切开皮肤、皮下组织、筋膜,分离筋膜肌肉,剥离显露椎板至关节突关节水平。递 22 号刀片、电刀、干纱布止血,递骨膜剥离器、直角拉钩、椎板拉钩,显露手术野。

(6)定位、椎弓根钉的植入:定钉点,递布巾钳。去除骨皮质,递咬骨钳。定方向,递开口器、开路器。定深度,递探针。丝攻、螺丝刀和相应的椎弓根螺钉置钉。递中单,C 臂机定位证实位置正确。按上述方法置其余椎弓根螺钉。

(7)椎板减压:用榔头、骨凿、咬骨钳或椎板咬钳咬除椎板,在目标节段完成椎板切除。递神经剥离子、神经根拉钩探查松解神经根。

(8)切除病变椎间盘、椎间隙和终板的准备:根据医师习惯递椎板撑开器、椎间撑开器撑开。递尖刀片切除后纵韧带,递髓核钳(先直后翘)、椎板咬钳、咬除椎间盘。备推拉器、镶凿。备不同型号的铰刀,用铰刀撑开椎间隙直至获得理想的椎间高度,用最后的铰刀维持椎间高度。用刮匙(各种型号)去除间盘碎片和终板，反复旋转刮除残留的软组织和软骨。

(9)冲洗植骨，放融合器：递水节冲洗，碎骨装入漏斗，递植入棒、锤子。递试模测量融合器高度、长度，选取合适的融合器，内置入处理好的自体骨粒。

(10)固定，上棒：截取合适的连接棒两根预弯后置入，用撑开器将病变椎间隙复位，适当加压，螺帽起子加螺帽锁紧螺帽。递中单，C 臂机透视，证实内固定物植入位置理想。最终拧紧折断螺母。

(11)清点放置引流，缝合切口：用生理盐水反复冲洗创口，放置引流管，三角针 4 号线固定引流管，清点器械、敷料等数目无误。可吸收缝线 1 号、2 号缝合深筋膜、浅筋膜，皮下。用角针丝线或皮钉缝合皮肤。

(七)围术期手术室护士应该关注的问题

1.术前关注的问题

(1)患者围术期皮肤连续性护理：患者术中的手术体位为俯卧位，受压点皮肤菲薄，而有些患者术前就卧床，行动不便，这些因素是术中压力性损伤的高危因素。整个围术期对患者进行连续的皮肤护理，加强各环节之间的交接，有利于降低术中压力性损伤的发生。摆放体位时，男性患者防止生殖器受压，女性患者防止乳房受压。摆放好体位后，关注导尿管，防止尿管受压，注意观察尿量。

(2)患者心理护理：腰椎手术患者术前往往行动不便，对手术后的愈后期望高，希望恢复正常生活。术前要给予患者正确、客观的心理预期，避免术后引起不必要的心理落差。

2.术中关注的问题

(1)严格执行核对制度：手术医师、麻醉医师、手术室护士在麻醉前、手术切皮前、手术结束时根据手术安全核查表的各项内容认真核对并签名。

(2)物品充分准备：腰椎后路减压植骨内固定手术专用配套器械复杂，手术用物多，要准备两个不同的手术台放置器械，要顺利地配合好手术，术前要准备好各器械包，同时检查植入物的准备情况。对仪器、特殊设备的使用要掌握。做好止血配合，准备好各类止血物品，对于术中脑脊液漏的修补还需要准备好耳脑胶特殊缝线等备用物品。

(3)合理安置体位：后路腰椎手术采取俯卧位，俯卧垫根据患者胸廓和腹腔的容量调节中间空隙，需让患者的胸部、腹部有空间移动，达到胸部、腹部不受挤压的目的；使患者在通气时胸腔、腹腔可自行舒缩，以维持正常的呼吸频率、通气功能及静脉回流。俯卧位时身体主要的受力点如为脂肪较薄或骨隆突处，由于长时间的被动体位很容易发生皮肤压力性损伤。床单位予以大棉垫铺置，避免管道、衣物等异物受压,膝部减压安置,男性生殖器注意保护,面部受力点间歇减压,同时避免眼部压迫。

(4)感染的控制:脊柱后路椎弓根螺钉系统内固定术后感染与手术时间、术中出血量有关,手术失血量越多,手术时间越长,术后越容易发生感染。而此类手术创伤大、暴露时间长,并有内固定植入,使手术感染的概率增加。术前检查外来植入性器材和植入物灭菌合格,确认术前30分钟至1小时内使用抗生素,手术时间超过3小时追加1次,术中行X线导向正、侧位透视时,用无菌中单覆盖好手术区。手术室门保持关闭,尽量维持手术室正压通气,最大限度减少人员数量,尽可能减少走动,限制参观人数。

(5)体温的管理:全麻手术肌肉松弛,产热减少,加上体表及手术野的暴露,冲洗液带走一部分体热等,均会导致患者体温的降低,体温的不正常会影响切口愈合,改变药物的体内代谢,导致凝血机制的改变。巡回护士应重视患者的保暖,术中加盖暖风毯,输血、输液时用加温器。

3.术后关注的问题

(1)手术结束:巡回护士检查患者的输液管道的各个衔接处是否紧密,静脉三通盖子是否已盖好,并将引流管标识贴在相应的引流管上。整理身上的各种管道后,手术医师、麻醉医师、手术室护士、工友要将患者保持脊柱水平位,从手术床平稳转移到推车上。转运后再次确认患者身上各种管道维持在正常位置,避免发生液体反流及管道脱落。同时给手术患者穿上手术衣,盖好棉被,注意保暖及保护患者隐私。

(2)术后患者送复苏室:严密监测生命体征,持续心电监护,观察血氧饱和度。注意查看切口敷料有无渗液及引流管的出血情况。复苏期间,做好安全管理,防止患者坠床等意外事件。

(3)加强患者途中转运的管理:转运途中固定担架的护栏及做好患者肢体的约束,防坠床及管道脱落;同时做好肢体保暖工作。

五、肩关节镜下肩袖修补术的手术配合

肩袖是机体肩部运动中非常重要的结构,它是由冈上肌、冈下肌、小圆肌、肩胛下肌的肌腱组成,附着于肱骨大结节和肱骨解剖颈的边缘,其内面与关节囊紧密相连,外面为三角肌下滑囊。当肩关节在外展位做急骤的内收活动时易发生破裂。肩袖损伤是中老年人常见的、多发的关节疾病之一。发病率占肩关节疾病的17.9%~41.0%。随着关节镜手术的发展,对肩部疾病的研究及认识也日益深入。肩关节镜技术的发展,对肩关节损伤的诊断和治疗提出了新的手段,同时也对手术室护理工作提出了新的要求。

(一)肩关节的应用解剖

肩关节由肩胛骨的关节盂和肱骨头构成,属球窝关节。关节盂周缘有纤维软骨环构成的盂缘附着,加深了关节窝。肱骨头的关节面较大,关节盂的面积仅为关节头的1/3或1/4,因此,肱骨头的运动幅度较大。关节囊薄而松弛,下壁尤甚,附着于关节盂的周缘,上方将盂上结节包于囊内,下方附着于肱骨的解剖颈。关节囊的滑膜层包被肱二头肌长头肌腱,并随同该肌腱一起突出于纤维层外,位于结节间沟内,形成肱二头肌长头肌腱腱鞘。肩关节周围的韧带少且弱,在肩关节的上方,有喙肱韧带联结于喙突与肱骨头大结节之间。盂肱韧带自关节盂周缘连结于肱骨小结节和解剖颈的下方。肩关节为全身最灵活的球窝关节,可做屈、伸、收、展、旋转及环转运动。加以关节头与关节窝的面积差度大,关节囊薄而松弛等结构特征,反映了它具有灵活性运动的功能。肩关节周围有大量肌肉通过,这些肌肉对维护肩关节的稳固性有重要意义,但关节的前下方肌肉较少,关节囊又最松弛,所以是关节稳固性最差。当上肢处于外展、外旋位向后跌倒时,手掌或肘部着地,易发生肩关节的前脱位。

(二)术前准备

1.患者准备

患者普遍对手术存在焦虑、恐惧心理,对手术效果、手术疼痛存在过多担忧。因此,手术室护士术前1天访视患者,通过术前访视,了解一般情况,对患者的生理、心理进行评估,针对患者的具体问题进行细致周到的心理疏导。介绍手术室环境,向患者说明手术的目的、方法、安全性及患者需配合的要点,通过沟通促进患者对手术室护士的信任及对手术过程的了解,从而使患者积极配合手术和护理,为手术后的健康恢复打下良好的基础。

2.手术间的准备

肩关节镜手术对手术间空气净化有着严格的要求,一般安排在百级的层流手术间,温度控制在21～25 ℃,湿度控制在30%～60%,严格控制人员的进出,保证手术间的空气洁净度。

3.器械、物品准备

(1)仪器准备:在患肢对侧摆放好全套关节镜设备,包括监视器、成像系统、冷光源、录像系统、刨削系统及射频汽化仪。

(2)器械准备:将膝关节镜手术常规器械高压蒸汽灭菌备用。镜头、摄像导线、光源线用低温等离子灭菌。确保刨削刀头等其他一次性无菌用品齐全,并检查包装有无破损及是否在有效期内。另需准备不同规格的肩关节镜穿刺器、肩关节镜下缝合的专用成套器械、不同规格的一次性铆钉等。术前检查所有仪器的性能,保证功能正常完好。

(三)麻醉方式

气管插管全身麻醉,有创血压监测。

(四)手术体位

沙滩椅位。

(五)手术步骤及配合

1.刷手护士的配合

(1)刷手护士术前应了解手术的目的、手术适应证,熟悉手术器械的名称、用途、配合方法等。

(2)提前15～30分钟洗手,铺好器械台,认真检查物品是否准备齐全及器械的功能和完整性;协助医师消毒铺巾,及时传递各类铺单(一次性防水单);与巡回护士相互配合,正确连接各类仪器、线缆、光导纤维及冲水管等,检查其性能后妥善固定,使其处于良好备用状态。切口周围用脑科薄膜保护,将引流袋的末端引入污水收集桶。

(3)手术安全核查完成后,递11号尖刀片,主刀医师切开皮肤0.5 cm左右,用带钝头的穿刺器刺进关节腔,拔出钝头。

(4)连接进水装置,用以灌注0.9%氯化钠溶液,扩张关节腔,经穿刺器置入肩关节镜,观察关节内情况,了解损伤位置和受损情况。

(5)开放冲洗液,移动关节镜,在医师进行肩关节镜检,关节腔清理,刨除肩峰下骨赘、滑膜及变性的软骨絮状物,消融肩峰下滑囊并电凝止血,放置缝合铆钉,打结固定,缝合皮肤等手术步骤时,与手术医师密切配合,准确传递适用的器械;协助包扎伤口。

(6)肩关节镜器械精密、价格昂贵,术毕仔细清洗、定期保养、专人保管,做好与供应室护士交接工作。

2.巡回护士配合

(1)严格核对患者,准确无误后接入指定手术间,于健侧上肢建立一条静脉通路,以保证术中输液。

(2)体位安置:卸除专用手术床头板,固定沙滩椅专用体位架,协助患者从转运床至手术床,取平卧位,患侧肩平床沿。全麻气管插管完成后,协助手术医师安置沙滩椅位,缓慢调整手术床,依次将背板抬高60°,头低脚高30°,双下肢下垂30°,患者上半身至90°坐位,达到屈髋90°和屈膝100°。将患者头部用头托、粘胶宽带稳妥固定,胸部用约束带固定,防止身体下滑移位,臀下垫厚枕头,腘窝放置软枕,在膝上2～3 cm处用约束带固定。将患者患侧的肩膀与手术床床沿平齐,肩胛下垫一软枕,患肢游离悬空,健侧上肢用中单包扎于身侧。注意避免各管道的受压和扭曲,防范受压部位皮肤压力性损伤。

(3)仪器的安装与调试:将关节镜的光源、摄像、显示、图像采集系统、吸引器安置在患者健侧,冲洗装置安置在患者患侧,与洗手护士相互配合,正确连接各类仪器、线缆、光导纤维、高频电刀、吸引器等,并打开电源检查是否正常运行,调节刨削转速,用Y型灌注管接上两袋3 000 mL的0.9%氯化钠冲洗液,保持灌注液通畅无阻,确保关节镜视野清晰。

(4)密切配合手术:术中观察患者生命体征,注意患者保暖,输液是否通畅。积极配合手术,严格监督无菌操作,时刻关注手术的进展,及时供应物品,尤其是使用一次性铆钉等耗材时,应与手术医师共同确认型号后方可开启包装,并做好登记。避免不必要的人员走动,严格控制感染危险因素。

(5)保持灌注顺畅:关节腔灌注液悬挂高度为手术部位上方1.2～1.5 m。观察灌注管及吸引器是否通畅,术中应注意避免灌注液中断而影响操作。灌注液不足时应及时更换,使关节腔处于充胀状态,保持术野清晰。吸引袋吸满应及时更换,以免吸引器停止工作或倒吸入中心吸引系统。

(六)围术期手术室护士应该关注的问题

1.正确合理的体位安置是手术成功的前提

"沙滩椅位"是特殊的手术体位,合适的手术体位安置是配合手术医师完成手术的第一步。在转换患者体位时特别注意保护患者头部及颈椎。消毒铺巾前再次确认各部件固定牢固。变化体位的过程中应密切注意患者生命体征的变化,操作宜缓慢进行。安置体位前应除去患者衣物并保持床单位平整。健侧上肢置于约束单内前确保外周静脉和桡动脉妥善固定,防止脱出,并注意保护三通连接管,防止与皮肤接触压力过大引起皮肤压力性损伤。患者各部位皮肤应避免有异物受压,避免接触金属物品。

2.严格无菌操作,避免术中感染是手术成功的基础

关节镜手术是在关节内进行,关节内感染将严重影响关节功能,所以应当从

各个方面加以控制。术前应严格灭菌，术中严格无菌技术操作，严格控制参观人数，尽可能减少在室内来回走动，参观者与手术医师保持≥30 cm 的距离。

3.医护密切配合及严谨的手术操作是确保手术成功的关键

关节镜手术要求严格，关节镜下手术操作与直视手术操作比较有视觉、定向和运动协调上的差别，洗手护士必须熟悉手术步骤、手术器械名称和用途及安装和使用方法，做到手术配合默契，可以缩短手术时间，减少伤口暴露。

六、全髋关节置换术的手术配合

人工全髋关节置换术是一种替代人体关节的手术，而人工全髋是由股骨假体和髋臼假体组成的，两者具有较好的组织相容性。人工全髋关节置换术适用于治疗老年患者的骨性关节炎、类风湿性髋关节强直、股骨头无菌性坏死、长期骨质疏松、股骨颈供血较差而引起的行动不便、长期卧床、保守治疗效果不佳的患者。运用此类手术治疗使髋部疼痛得到缓解，提高关节稳定度，让髋关节功能得到有效改善和恢复，促进患者生活质量提高。目前，全髋关节置换术有 4 种基本的入路。前侧入路虽然在全髋关节置换时应用较少，但在显露髋关节的同时可以很好地显露骨盆。前外侧入路是全髋关节置换最常用的入路，根据假体的不同设计可有几种变化。后侧入路可以广泛用于半髋关节置换和全髋关节置换。内侧入路较少应用，主要用于小转子和周围骨组织的病变治疗手术。

（一）髋关节的应用解剖

髋关节由股骨头与髋臼相对构成，属于杵臼关节。髋臼内仅月状面被覆关节软骨，髋臼窝内充满脂肪，又称为 Haversian 腺，可随关节内压的增减而被挤出或吸入，以维持关节内压的平衡。在髋臼的边缘有关节盂缘附着，加深了关节窝的深度。在髋臼切迹上横架有髋臼横韧带，并与切迹围成一孔，有神经、血管等通过。关节囊厚而坚韧，上端附于髋臼的周缘和髋臼横韧带，下端前面附于转子间线，后面附于转子间嵴的内侧（距转子间嵴约 1 cm 处），因此股骨颈的后面有一部分处于关节囊外，而颈的前面则完全包在囊内。所以股骨颈骨折时，根据其骨折部位而有囊内、囊外或混合性骨折之分。髋关节周围有韧带加强，主要是前面的髂股韧带，长而坚韧，上方附于髂前下棘的下方，呈人字形，向下附于股骨的转子间线。髂股韧带可限制大腿过度后伸，对维持直立姿势具有重要意义。此外，关节囊下部有耻骨囊韧带增强，可限制大腿过度外展及旋外。关节囊后部有坐骨囊韧带增强，有限制大腿旋内的作用。关节囊的纤维层呈环形增厚，环绕股骨颈的中部，称为轮匝带，能约束股骨头向外脱出，此韧带的纤维多与耻骨囊韧带及坐骨囊韧带相互编织,而不直接附在骨面上。股骨头韧带为关节腔内的扁纤维束,主要起于髋臼横韧带,止于股骨头凹。韧带有滑膜被覆,内有血管通过。一般认为,此韧带对髋关节的运动并无限制作用。髋关节为多轴性关节,能做屈伸、收展、旋转及环转运动。但由于股骨头深嵌在髋臼中,髋臼又有关节盂缘加深,包绕股骨头近 2/3,所以关节头与关节窝二者的面积差甚小,故运动范围较小。加之关节囊厚,限制关节运动幅度的韧带坚韧有力,因此,与肩关节相比,该关节的稳固性大,而灵活性则甚差。这种结构特征是人类直立步行,重力通过髋关节传递等功能的反映。当髋关节屈曲、内收、内旋时,股骨头大部分脱离髋臼,抵向关节囊的后下部,此时若外力从前方作用于膝关节,再沿股骨传到股骨头,易于发生髋关节后脱位。

(二)术前准备

1.患者准备

患者普遍对手术存在焦虑、恐惧心理,对手术效果、手术疼痛存在过多担忧。因此手术室护士术前 1 天访视患者,通过术前访视,了解一般情况,如药物过敏史。询问患者是否患有感染性疾病等,对患者的生理、心理进行评估,针对患者的具体问题进行细致周到的心理疏导。介绍手术室环境,向患者说明手术的目的、方法、安全性及患者需配合的要点,通过沟通促进患者对手术室护士的信任及对手术过程的了解,从而使患者积极配合手术和护理,为手术后的健康恢复打下良好的基础。

2.用物准备

(1)常规物品:大台子、手术特殊碗、四肢包、全髋特殊、深爪拉钩、中单 3 包、全髋置换的特殊工具全套、吸引器皮管、手术膜、22 号刀片、单极电刀、盐水巾若干、灭菌灯罩。

(2)特殊仪器:高频电刀。

(3)特殊用品:1-0 可吸收线、2-0 可吸收线、3-0 角针可吸收线、各种型号髋关节置换假体、骨蜡、吸收性明胶海绵、负压引流瓶。

(4)备用物品:克式钳、钢丝、钢丝内固定器械。

(三)麻醉方式

气管插管全身麻醉或硬膜外麻醉。

(四)手术体位

侧卧位。

(五)手术切口

沿股骨大转子后面中线作 10～15 cm 的弧形切口。

(六)手术步骤及配合

(1)刷手护士自身准备:戴好全封闭手术帽,规范洗手,穿手术衣。

(2)协助消毒铺巾,切皮前准备:准备 6 颗安尔碘棉球消毒皮肤,准备 2 颗 PVP-I 棉球消毒会阴部,配合医师常规下肢消毒铺巾。术野贴无菌含碘手术膜,正确连接电刀和吸引装置。

(3)三方核对:严格执行手术安全核查。

(4)切开皮肤,阔筋膜,分离臀大肌和臀中肌:准备弯盘、有齿镊、刀片、盐水巾,注意锐器的传递方式。

(5)暴露关节囊,充分显露其前方、上下方:提供髋臼拉钩,电刀切除关节囊及滑膜。

(6)将髋关节外旋、内收,使股骨头脱位,摆锯摆断股骨颈处,取出股骨头:提供摆锯,将股骨头放于无菌盘中,以备自体骨移植。

(7)清理髋臼,切除关节盂唇、软组织及软骨面,切除髋臼缘过多骨赘:准备两根司氏针和榔头,牵开组织,递咬骨钳清理骨赘。将所有的废弃组织集中放于弯盘中,保持台面的整洁。

(8)用髋臼锉加深髋臼,安装合适的髋臼杯:花篮锉型号由小及大递给以加深髋臼,然后冲洗髋臼,提供纱布球擦拭髋臼。

(9)安装人工髋臼:根据髋臼锉型号选择合适髋臼杯型号,提供髋臼挤压器,榔头安放人工髋臼,必要时用螺钉固定,再放入内衬,安装前保持假体的清洁。

(10)股骨的显露和处理:清除股骨颈后外侧的残留软组织,修整股骨颈,股骨端用开口器开口,递髓腔锉扩大髓腔(提供从小到大的髓腔锉和榔头),冲洗。

(11)选择合适型号股骨柄插入:注意冲洗后需要小纱布条塞入髓腔擦拭,置入骨水泥前必须清点小纱布条,并用生理盐水冲洗。

(12)安装股骨头及复位:选择合适型号股骨头接于人工股骨柄上,冲洗干净清点完毕后复位,检查关节活动度,每次冲洗完后需要干净盐水巾擦拭。

(13)放置引流管,依次逐层缝合:巡回护士和刷手护士共同清点器械、缝针、辅料等杂项后无误,逐层缝合,1-0 可吸收线缝合肌肉,2-0 可吸收线皮下缝合,3-0 三角针可吸收线皮下缝合,4-0 丝线固定引流管,提供敷贴,大纱布覆盖切口。

(七)围术期手术室护士应该关注的问题

1.术中关注的问题

(1)注意并监督无菌操作:尽可能降低手术室人员的走动,门口悬挂禁止参观挂牌。

(2)手术前、关腔隙前后、缝皮后分别与刷手护士认真清点纱布、缝针及手术器械的数目。尤其是放置股骨柄的假体时,务必清点纱布。

(3)密切配合手术医师,观察患者生理动态变化(血压、心率、呼吸),尤其在放置骨水泥时注重观察生命体征变化。

2.术后关注的问题

(1)术后转移患者到转移床上时,务必平稳,防止髋关节脱位。

(2)随时关注引流管出血量,防止引流管负压过强。

七、截肢术的手术配合

(一)概述

骨肉瘤是最常见的原发性恶性骨肿瘤,恶性程度高,以 10～20 岁发病者居多,多见于长管状骨干骺端,约 70%发生在股骨下端和胫骨上端。骨肉瘤的处理原则一般采用综合治疗。一般采用术前大剂量化疗 8 周,然后做瘤段切除后假体植入或异体半关节移植等保肢手术,无条件者行截肢手术,术后再继续化疗。随着骨肉瘤综合疗法的发展,治愈率不断提高,5 年生存率已达 50%以上。下面就骨肉瘤手术治疗做介绍。

1.肿瘤段切除加关节融合手术

关节融合术是一种导致关节骨性僵硬的手术,可减轻疼痛并提供关节稳定,但因其会造成关节功能丧失,目前临床上已经较少应用。

2.肿瘤段切除骨移植术

骨移植术一般可以分为自体骨移植术和同种异体骨移植术。其最大的优点是可精准提供与患者骨缺损形态相匹配的骨组织,从而恢复骨的体积与连续性,提供软组织附着部位,重建关节结构。

3.肿瘤段切除瘤段骨灭活与再利用技术

瘤段骨重建术价格低廉,手术操作简单,无须考虑骨匹配问题,较适合我国国情,且灭活的肿瘤细胞可发挥免疫作用。国内在此方面的研究较多,大体可以分为体外灭活再植术和体内原位灭活术。

4.肿瘤段切除假体置换术

此类手术与其他重建方法相比,假体置换术具有早期稳定性、可早期活动和早期承重,术后并发症少,能即刻恢复患肢功能等优点,对髋和膝关节的功能恢复尤为明显,且假体置换术后早期无须担心骨折和不愈合。目前常用的有常规假体、组合式假体和可延长假体。近些年,随着 3D 技术的不断发展,3D 打印定制假体也逐步走进临床。

5.肿瘤段截肢术

截肢术是将肿瘤所在的一段骨干及软组织整段切除的一种外科手段。截肢手术是早期治疗骨肉瘤的不得已的临床手段,尤其适合辅助治疗效果不佳的恶性骨肿瘤,截肢手术的截骨平面需要考虑无瘤边界,多数外科医师认为肿瘤平面外 5 cm 是截骨的安全平面。术前必须结合明确的诊断资料作为参考标准,术前磁共振成像能为截肢手术提供有效的参考。本节以此术式进行详细介绍。

(二)术前准备

1.患者准备

术前 1 天做好患者下肢的皮肤准备;术前做好禁饮、禁食、禁戴各类金属物品;手术医师与患者及家属在谈话签字后共同做好手术部位标记。同时做好该类患者的心理护理,向家属了解患者对疾病的认知度,向患者讲解手术相关知识时做好病情保护。

2.物品准备

(1)常规物品:四肢包、截肢特殊、线锯或电锯、布类包、中单(4 块)、电刀头、吸引器皮管、22 号刀片、盐水巾、含碘 3M 薄膜巾、无影灯罩、引流管。

(2)特殊仪器:高频电刀、止血仪。

(3)特殊物品:骨蜡、可吸收线。

(4)备用物品:止血材料。

(三)麻醉方式

气管插管全身麻醉或硬膜外麻醉。

(四)手术体位

仰卧位。

(五)手术切口

取前长后短或前后等长弧度皮瓣。

(六)手术步骤及护理配合

(1)麻醉成功后导尿、包扎气囊止血带:核对患者手术患肢,包扎气囊止血带尽量捆绑至大腿根部,以保证远离消毒无菌区域,远离切口。

(2)整理无菌器械台,清点物品:刷手护士和巡回护士共同唱点记录手术物品、敷料、杂项等。

(3)消毒皮肤,协助铺巾:准备 6 颗安尔碘棉球和无菌持物钳,消毒范围上至切口上方至少 15 cm,下至膝关节以下。铺巾顺序:三块中单,一块小方巾,一把布巾钳,一块中单,两把布巾钳,一块中单对折包脚,绑带包扎。术者穿手术衣,密闭式戴手套。刷手护士递洞单并协助铺巾,插桌移至手术床尾,插桌上覆盖一块中单与手术床形成一个连续的无菌区域。连接电刀,吸引器,贴手术膜,上无菌灯罩。

(4)由主刀医师发起,手术护士、麻醉医师等所有手术团队成员共同参与,进行"time out"。确认无误后,刷手护士递 22 号刀片,手术开始。

(5)充气囊止血带:抬高患肢,高于心脏水平面,至少 5 分钟,上气囊止血带。

(6)切开:切口取前长后短或前后等长弧度皮瓣,以前者为例,切开起始于大腿内外侧中轴线截骨平面以上 2～3 cm 处,由此分别向大腿前、后侧做凸向远侧的弧形皮瓣,其前侧皮瓣的长度为截肢横断面前后径的 2/3,后侧皮瓣长度则为其 1/3。两皮瓣总长度之和以能覆盖残端创面为准。

(7)分离血管神经后离断:切开皮肤、皮下组织及深筋膜后,在股前沟内、于长收肌和股内侧肌之间,解剖出股动脉、静脉和隐神经。先双重结扎股动脉,然后分别双重结扎股深静脉和股静脉及大隐静脉。分离出坐骨神经,以利多卡因做鞘内封闭截骨,用刀片切断,使其回缩。

(8)离断肌肉:沿切口平面向深部切断部分股四头肌(切断方向:斜向截骨平面),然后将其余肌肉在距截骨平面 2 cm 处横断,使其回缩至截骨平面。在截骨平面下 2 cm 处横断其大腿后侧肌群,使肌肉断端缩回至截骨平面。

(9)离断股骨:在截骨平面环形切开骨膜,做骨膜下剥离,用线锯将股骨环形横断,并用骨锉锉平骨端锐利边缘,骨髓腔内出血可用骨蜡止血。

(10)放松止血带,彻底止血:电刀止血,盐水巾擦拭。

(11)冲洗缝合切口:用 1-0、2-0 可吸收线或皮钉逐层缝合。

(12)包扎伤口:大纱布、棉垫覆盖,绷带加压包扎伤口。

(七)围术期手术室护士应该注意的问题

1.术中关注问题

(1)严格执行手术安全核查制度:手术医师、麻醉医师、手术室护士在麻醉前、手术切皮前、患者离开手术室前根据手术核查表上的内容逐项仔细共同核对并签名。严格执行“time out”制度。

(2)严格无菌无瘤操作:恶性肿瘤患者手术时,使用2套手术器械,术中严格划分有瘤区域和无瘤区域,严格注意无瘤技术。

(3)关注气囊止血带使用时间:下肢手术使用气囊止血带80分钟及85分钟时及时提醒主刀医师。90分钟内松气囊止血带。松止血带15分钟后可再次充气。

(4)关注手术过程中出血情况,关注患者生命体征变化:尤其是在松止血带后的第一次量血压期间及松开止血带后的创面出血情况。关注手术进程,术中出血较多时及时加快输液速度,补充血容量。

2.术后关注问题

(1)注意伤口渗血渗液情况:手术结束后,注意伤口渗血渗液情况,关注伤口引流情况,密切观察切口残端有无肿胀、发红、水疱、渗液、皮肤坏死等情况。

(2)关注患者的心理情绪变化:由于截肢手术对于患者是一个极大打击,容易发生幻肢痛,可指导患者对肢体残端进行热敷或者轻拍叩击。通过触觉让患者自己体会并接受肢体残缺的现实。

第三节 妇科手术护理

一、妇科的外科治疗及进展

(一)妇科良性肿瘤的外科治疗及进展

妇科良性肿瘤主要包括子宫肌瘤、卵巢囊肿、子宫内膜异位症、子宫腺肌症、乳腺良性肿瘤等,妇科良性肿瘤生长较慢,一般不破坏周围组织和器官,也不发生转移,且不危及患者生命。妇科良性肿瘤常常影响着女性的内分泌系统,不及时处理具有恶变风险,近些年其发病率有所增高,给广大女性身体健康造成越来越大的危害。目前,手术治疗是治疗妇科良性肿瘤的最常用方法,其主要方式包括腹腔镜手术、经腹手术和阴式手术。

1.腹腔镜手术

腹腔镜是一种用于检查和治疗的内窥镜,其实质上是一种纤维光源内窥镜,包括腹腔镜、能源系统、光源系统、灌流系统和成像系统。腹腔镜手术是新发展起来的微创治疗方法,妇产科手术领域几乎所有的手术都可被腔镜取代,是手术方法发展的一个必然趋势。随着工业制造技术及材料科学的突飞猛进,加上医师越来越娴熟的操作技术,从20世纪90年代开始,几乎所有的妇科良性肿瘤都能采用这种手术,如不孕症的矫正、异位妊娠的手术、卵巢肿瘤的剥除、子宫肌瘤的剥除等。腹腔镜手术的优点是非常明显的:创伤小,仅需2～3个小切口,瘢痕小;患者术后伤口疼痛明显减轻;住院天数较少。其缺点是存在皮下气肿、高碳酸血症、盆腔大血管的损伤、腔脏器损伤、因严重粘连需中转经腹手术等。

2.经腹手术

经腹手术作为传统的手术方式,具有术野清晰、手术空间大的优势,为临床妇科医师所熟悉,在多数国家仍占主导手术地位。但对腹腔脏器干扰较大,创伤较大,出血较多,易造成术野污染,引起围术期感染,且具有术后影响腹部美观等缺点。

3.阴式手术

妇科阴式手术因体表不留瘢痕、手术成本低,患者易于接受。随着临床医师手术经验的积累,不断改进的手术技能,妇科阴式手术已由原来的子宫脱垂手术逐渐向非脱垂子宫手术发展,从而经阴道手术操作的适应证进一步拓宽,如阴式全子宫切除术、经阴道子宫肌瘤剔除术、子宫次全切除术、附件及卵巢肿瘤手术、节育器异位手术等。其缺点是并发症发生率较高,如膀胱、输尿管、直肠的损伤,生殖道感染,下肢深静脉血栓等。

(二)妇科恶性肿瘤的外科治疗及进展

妇科恶性肿瘤与良性肿瘤有着质的区别。即便都是恶性肿瘤或同一种恶性肿瘤,其恶性程度也有很大的差别。妇科恶性肿瘤包括子宫颈癌、子宫内膜癌、卵巢癌、输卵管癌、外阴癌及阴道癌等。目前各疾病治疗手段的选择及预后有所不同,妇科恶性肿瘤的手术治疗是建立在早期检查、早期发现和早期诊断的基础之上的。肿瘤早期均有手术治疗机会,而晚期则为相对手术禁忌,即使不禁忌手术,术后疗效也不佳。下面就以宫颈癌的外科治疗新进展为例做介绍。

宫颈癌系指发生在宫颈阴道部或移行带的鳞状上皮细胞和宫颈管内膜的柱状上皮细胞交界处的恶性肿瘤。据世界卫生组织统计,近些年全世界每年新增的宫颈癌患者中约有 75 000 例来自中国。我国宫颈癌发病率已高居世界第二位，且发病有年轻化趋势。宫颈癌的主要治疗手段是手术、放疗和化疗。随着手术方式的改善、放疗设备和技术的改进、化疗药物的更新及基因技术的成熟，宫颈癌的综合治疗模式已越来越被人们重视。而手术仍是早期宫颈癌的患者最主要的治疗手段之一，手术范围应根据临床分期、患者年龄、生育要求、全身情况、设备条件等综合考虑，制定适当的个体化治疗方案。

1. I_A期宫颈癌的手术治疗

对于I_{A1}期的宫颈癌(浸润深度<3 mm、宽度≤7 mm)，首选治疗方案是行宫颈锥切术。锥切既可用于诊断，也便于后续治疗。若锥切后未见明显中、高危因素(如切缘阳性或脉管内癌栓)，可选择随访观察或行全子宫切除术。I_{A1}期宫颈癌锥切后，若见脉管内癌栓或切缘癌累及，应按I_{A2}期宫颈癌(浸润深度 3～5 mm、宽度≤7 mm)处理；若切缘有高级别上皮内病变累及，可再行锥切或行全子宫切除术(但不需清扫盆腔淋巴结)。

对I_{A2}期的宫颈癌，若有保留生育功能的要求，可行宫颈锥切术或根治性宫颈切除术；若不保留生育功能，则可行改良的根治性子宫切除术。以上两类手术方式都必须进行盆腔淋巴结清扫。

2. I_B～II_A期宫颈癌的手术治疗

对I_B～II_A期宫颈癌，NCCN 发表的相关指南推荐的手术治疗方案为根治性子宫切除术联合盆腔淋巴结清扫术。

3.姑息性手术治疗

根据 NCCN 宫颈癌临床实践指南建议，对复发的宫颈癌患者，有条件接受手术治疗的患者先行手术切除复发病灶，然后给予挽救生命治疗。对复发前未行放疗治疗的患者，首先考虑手术治疗，然后可再行放、化疗。对复发前已行全量放疗的患者，若为中央型复发，则考虑行盆腔除脏术以控制局部复发病灶，同时酌情给予术中放疗以提高局控率。对复发病灶范围小于 2 cm 的患者，可考虑行根治性子宫切除术或后续放射治疗。

(三)妇科盆底疾病的外科治疗及进展

随着卫生健康、伦理风尚的变化以及医疗体制、管理系统等种种因素，妇科疾病治疗的外科手术观念也随之微创化、个性化和多元化。微创手术其实不仅要包括腹腔镜、宫腔镜手术，还包括了经阴道手术，经阴道手术因为在腹壁上没有瘢痕，术后恢复得比较快，也属于微创手术的一种。

盆底手术主要有以下几种：盆腔脏器脱垂类手术；抗尿失禁类手术；抗粪失禁类手术；生殖器官畸形矫治术；会阴及阴道修补术；性功能障碍类手术。下面主要针对前面两大类手术进行介绍。

1.盆腔脏器脱垂手术

盆腔脏器脱垂是一类常见的妇科疾病，包括阴道前壁膨出、子宫脱垂、阴道后壁膨出和阴道穹隆脱垂。随着手术理念的更新，人工合成材料的发展，以及腹腔镜技术的普及，治疗盆腔脏器脱垂的术式呈现多样化、微创化趋势，手术在盆腔脏器脱垂的治疗中是十分重要的，也是最后的一种治疗手段。治疗盆腔脏器脱垂的手术有多种，而“4R”方法是盆底重建的一个重要原则，即修复、重建、替代和再生。强调以微创的方式达到预期效果，尽量缩小切口、降低手术风险及术中和术后并发症的发生率。手术方式包括阴式子宫切除、曼式手术、子宫直肠窝疝修补、阴道前后壁修补术、阴道外翻手术(阴道骶骨固定术、骶棘韧带悬吊术、阴道封闭术、后穹隆成形及高位骶韧带悬吊等)。

2.抗尿失禁类手术

压力性尿失禁定义为：腹压的突然增加导致尿液不自主流出，不是由逼尿肌收缩压和膀胱壁对尿液的张力压引起的。其特点是在正常状态下无漏尿，而在腹压突然增高时则尿液自动流出。压力性尿失禁分为2型：90%以上为解剖型，由盆底组织松弛引起；约不到10%为尿道内括约肌障碍型。近年来，随着对女性压力性尿失禁发病因素及发病机制新的认识，其治疗方法也发生了巨大改变。已由传统的阴道前壁修补术、MMK术、Burch术等发展为经阴道无张力尿道中段悬吊带术、经闭孔阴道无张力悬吊术、第三代单切口无张力阴道悬吊系统等，既提高了疗效，减小了手术创伤，也降低了并发症的发生率。

二、腹腔镜下宫颈癌根治术的手术配合

(一)妇科盆腔淋巴结的应用解剖

腹腔镜下宫颈癌手术需要进行盆腔淋巴结清扫术(以下简称盆清)。女性内外生殖器官和盆腔组织具有丰富的淋巴系统。盆腔淋巴引流伴随盆腔动、静脉走行，围绕宫颈的淋巴管随子宫动脉走行，即：由宫颈及其下方的阴道上段、上方的宫体引流，经主韧带—闭孔—髂内—髂外—髂总—腹主动脉旁淋巴结，甚至向上达锁骨上淋巴结，或逆行至腹股沟深淋巴结(Cloquet淋巴结)。淋巴结转移发生率随宫颈癌临床分期的增高而上升，因此盆腔淋巴结清扫术根据临床分期进行。一般而言，盆腔淋巴结清扫术需按顺序剔除左右各5组淋巴结(髂总、髂外、

股深、髂内、闭孔)+腹主动脉旁淋巴结。

(二)术前准备

1.术前访视

术前1天,巡回护士根据手术通知单到病区对患者进行访视,了解患者的病情及诊断、手术方式、各种化验单、知情同意书签署等术前相关病历资料准备情况,向患者介绍手术室环境、本次手术的麻醉方法及手术相关的注意事项,评估其术中潜在护理风险,拟定相应的护理干预措施,做好术前心理护理,取得患者及其家属的信任和理解。

2.患者准备

手术前1天做好腹部皮肤的准备、肠道准备,要求患者沐浴、禁食、禁饮、禁戴首饰等贵重物品,不得穿戴病号服和弹力袜以外的其他衣物。

3.用物准备

(1)常用仪器:腹腔镜系统、高频电刀系统、超声刀系统、吸引装置、冲洗加压设备。

(2)常用物品:布类、衣服包、取物袋、1-0可吸收线、4-0皮肤缝合线。

(3)常用器械:腹腔镜普通器械包、刮宫包、腔镜器械、举宫器。

(三)麻醉方式

全身麻醉。

(四)手术体位

手术开始前安置患者于改良截石位:固定两侧手臂于躯体旁,移去两侧搁手架,使用肩托和截石位托腿架,保持患者仰卧,臀部移出床沿8～10 cm,托腿架支托小腿肌肉丰厚处,并托在小腿处与小腿平行,且使膝关节以上与腹部接近于水平位,大腿间夹角呈90°～110°。关注患者的舒适度、肢体皮肤有无接触金属床沿、腿部腘窝处大血管有无受压等。

(五)手术切口

腹部4孔(脐上10 mm大孔,主刀侧两个5 mm小孔,第一助手侧一个5 mm小孔)。

(六)手术步骤及配合

(1)仪器设备准备:巡回护士提前确保手术相关仪器设备齐全,并处于备用状态。

(2)执行 time out 核对制度。

(3)整理无菌器械台、清点物品：刷手护士与巡回护士共同清点物品，检查器械完整性及处于可使用状态。

(4)消毒皮肤、协助医师铺巾：递卵圆钳夹持 PVP 棉球消毒铺巾，先消毒腹部区域，再消毒会阴部区域。

(5)协助镜子连接摄像头、光源线，并进行微调与对白，用一次性无菌塑料护套自外套至摄像头和光源线对其进行无菌隔离。

(6)协助举宫：医师消毒阴道及宫颈，放置举宫器。

(7)建立气腹：取脐轮上 1～2 cm 切一个 1.0 cm 小口，插入气腹针进行 CO_2 气腹，递 11 号刀片、气腹针、连接进气管，气腹速度不易过高，常规为2～3 L/min。拔出气腹针检查其完整性。放置 10 mm 曲罗卡，连接 CO_2 充气管，放入腹腔镜并确认进腹腔后连接进气管进行充气，设置腹腔内压力为 12～15 mmHg，CO_2 流速为 10～15 L/min，将患者逐渐转成头低臀高位，与水平成 20°～30°。

(8)选择麦氏点、反麦氏点及脐左旁开 5.0 cm 为第二、第三、第四穿刺点，分别切 5 mm 皮肤切口，分别递 11 号刀片及相应曲罗卡。

(9)探查盆腹腔，离断子宫圆韧带、卵巢悬韧带：递血管钳，双极电凝钳、超声刀。

(10)打开子宫两侧腹膜，分离出输尿管及盆腔大血管，盆腔淋巴结清扫：递血管钳、超声刀、双极电凝钳、输尿管钳，按顺序剔除两侧共 5 组(髂外、髂内、股深、髂内、闭孔)淋巴结。

(11)打开输尿管隧道，切断子宫血管：递超声刀、血管钳。

(12)切开膀胱反折腹膜，上推膀胱，处理宫旁组织、主骶韧带、部分阴道壁至宫颈下方 3 cm 左右：递超声刀、血管钳、双极分离钳。

(13)自阴道前壁切开，环形切下子宫：递单极电钩或超声刀。

(14)从阴道取出子宫标本、双附件及盆腔淋巴结：递组织钳、卵圆钳。

(15)冲洗盆腔及阴道：用 PVP 稀释液进行盆腔和阴道的冲洗，此时患者应采用头高臀低位，与水平成 15°～30°。

(16)缝合阴道残端：递 PVP 棉球消毒，消毒阴道及宫颈，用专用阴道纱布栓堵住阴道口，防止漏气，将手术床调整至原来的头低臀高位：递持针器、血管钳、1-0 可吸收缝线。

(17)温盐水冲洗腹腔，查看盆腔有无出血，并止血：递吸引器、双极电凝钳。

(18)放置引流管，退出曲罗卡，固定引流管，缝合皮肤：递引流管、血管钳、持针器、皮肤缝合线。

(七)围术期巡回护士应该关注的问题

1.术中关注的问题

(1)严格执行核对制度:手术医师、麻醉医师、巡回护士在麻醉前、手术切皮前、手术结束时根据手术安全核查表的各项内容认真核对并签名。

(2)预防高二氧化碳血症和呼吸性酸中毒:术中除生命体征外,还需实时观测患者呼气末二氧化碳浓度,如有肺部疾病患者则建议进行动脉血气分析,如呼气末二氧化碳浓度异常增高或血气分析提示酸中毒明显,必要时暂停手术,停止充气并将腹腔内二氧化碳排出,同时实施过度通气,并延长术后机械通气时间。

(3)预防术中低体温:由于手术时间长、麻醉药及大量液体的输入等因素,容易导致患者体温下降,因此需加强各项保暖措施。设定手术间温度在21~25 ℃,有条件的可使用保温毯,也可用小棉被及科室自制垫肩覆盖患者下肢及肩部,输入的液体和冲洗液要预先加温。

(4)预防压疮:受压部位的皮肤使用水垫和棉垫,如在患者臀部垫水垫、肩托处放海绵,在不影响医师操作的情况下,每隔2小时帮患者按摩小腿和肩膀等受压部皮肤,以防术中压疮。

(5)中转开腹准备:腹腔镜手术可能存在盆腔粘连、穿刺及盆清时损伤盆腔大血管等情况,需要准备好可能随时中转开腹。

2.术后关注的问题

(1)手术结束后,巡回护士应及时调高室温,为患者盖上棉被,并为其整理衣物,妥善固定好各种管道。检查患者的输液管道衔接处是否紧密,三通盖子是否已盖好,并将引流管标识贴在相应的引流管上。如心肺功能较差的患者在放平双腿时可先放平其中一侧,过2~3分钟后再放平另一侧,以免回心血量骤升给患者带来的危害。患者移至转运床后,巡回护士需再次确认患者身上各种管道维持在正常位置,避免发生液体反流及管道脱落。

(2)术中二氧化碳较高的患者手术结束后不要急于苏醒,应适当延长术后机械通气时间,尽可能排除留在体内的二氧化碳,过快苏醒的此类患者易发生烦躁、恶心、呕吐等症状。

(3)严密观察患者生命体征,持续心电监护,观察患者的尿量,尤其重视心肺功能的变化。转运途中固定推车的护栏并做好患者肢体的约束,防止坠床及管道脱落,同时做好肢体保暖工作。

三、阴道无张力尿道中段悬吊带术的手术配合

(一)概述

阴道无张力尿道中段悬吊带术(TVT)是一种治疗张力性尿失禁的金标准术式,于1996年首次提出。TVT手术是通过阴道小切口将一段吊带穿过并环绕于尿道中段下方。因阴道无张力尿道中段悬吊带术更为微创,在许多发达国家已成为一线手术治疗方法,此手术治疗一般在患者完成生育后进行。

(二)术前准备

1.术前访视

术前1天,巡回护士根据手术通知单到病区对患者进行访视,了解患者的病情,诊断,手术方式,各种化验单、知情同意书签署等术前相关病历资料的准备情况,向患者介绍手术室环境、本次手术的麻醉方法及手术相关的注意事项,评估其术中潜在护理风险,拟定相应的护理干预措施,做好术前心理护理,取得患者及其家属的信任和理解。

2.患者准备

手术前1天做好会阴皮肤的准备、肠道准备,要求患者沐浴,禁食、禁饮、禁戴首饰等贵重物品,不得穿戴病号服和弹力袜以外的其他衣物。

3.用物准备

(1)常用仪器:可视膀胱镜检查设备、高清晰5 mm 25°镜、高频电刀系统、吸引装置。

(2)常用物品:盐水盆包,布类包,衣服包,输液器,0.9%氯化钠,无张力性悬吊网带,2-0可吸收缝线,1-0丝线,4-0丝线,龙胆紫,棉签,12 F、16 F双腔乳胶尿管,尿袋,10 mL、20 mL针筒,6 cm×7 cm敷贴。

(3)常用器械:阴道器械包,推进器一套。

(三)麻醉方式

硬膜外麻醉、脊椎麻醉、骶管麻醉。

(四)手术体位

膀胱截石位:固定两侧手臂于床旁,保持患者仰卧,臀部移出床沿8~10 cm,托腿架支托小腿肌肉丰厚处,小腿与大腿间夹角约呈90°。关注患者的舒适度、肢体皮肤有无接触金属床沿、腘窝处大血管有无受压等。

（五）手术配合

(1)仪器设备准备：巡回护士提前确保手术相关仪器设备齐全，并处于备用状态。

(2)执行 time out 核对制度。

(3)安置体位，取膀胱截石位。

(4)整理无菌器械台、清点物品：刷手护士与巡回护士共同清点物品，检查器械完整性及处于可使用状态。

(5)消毒外阴、协助医师铺巾：递卵圆钳夹持 PVP 棉球消毒铺巾。

(6)蘸取龙胆紫，于耻骨联合上方正中旁开 3 cm 处做记号（两点间距离 6 cm）：递消毒干棉签蘸龙胆紫。

(7)消毒阴道：递皮肤消毒盘，用卵圆钳夹持 PVP 棉球消毒。

(8)避开肛门，防污染：递纱布、1-0 丝线穿小三角针，将纱布缝于肛门口。

(9)切口阴道壁：距尿道外口下方 1 cm 处为顶点，向下纵向切开阴道前壁黏膜约 4 cm，经尿道旁间隙注射含肾上腺素生理盐水：递金属导尿管排空膀胱，避免损伤膀胱，递刀片，递 20 mL 针筒，内有肾上腺素生理盐水。

(10)分离阴道壁，钝性向两侧分离阴道壁黏膜至耻骨联合降支：以 18 F 导尿管套推进器，液状石蜡润滑后递与主刀医师。

(11)导引杆推开膀胱向左侧，TVT 针经阴道前壁切口进入，推进器助力将 TVT 针从腹壁右侧推出。同法处理对侧。递导引杆、TVT 针、推进助力器，协助依次于膀胱颈两侧穿刺，通过耻骨联合上方正中旁开 3 cm 记号处穿出。同法处理对侧。

(12)充盈膀胱：协助插尿管，将氯化钠液连接输液器并与尿管相连，加压输入 300 mL。

(13)膀胱镜检查有无膀胱损伤：打开膀胱镜可视系统，准备膀胱镜，调整光源，连接摄像系统，将膀胱镜器械连接好后递给主刀医师。

(14)诱导试验，调整吊带松紧度，固定吊带：取出导杆上提悬吊带，检查有无尿液外溢。根据需要是否再次膀胱镜检查，若需要再次充盈膀胱。

(15)缝合阴道前壁：递 4-0 丝线缝合尿道周边组织 1～2 针，递 12 F 导尿管及生理盐水针筒，留置尿管，连接尿袋。

(16)压迫止血：以两块纱布浸于 5%PVP 溶液中制作阴道塞条，填塞阴道。

(17)耻骨联合上伤口处理：递 5%PVP 小棉球，消毒切口，耻骨联合上方用 6 cm×7 cm 敷贴粘贴。

(18)手术结束:整理手术用物。

手术结束后,巡回护士及时调高室温,为患者盖上棉被,并为其整理衣物,妥善固定好各种管道。检查患者的输液管道衔接处是否紧密。如心肺功能较差的患者在放平双腿时可先放平其中一侧,过2～3分钟后再放平另一侧,以免回心血量骤升给患者带来的危害。患者移至转运床后,巡回护士需再次确认患者身上的各种管道维持在正常位置,避免发生液体反流及管道脱落。

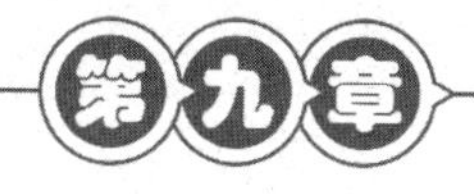

肿瘤化疗的护理

第一节 肿瘤化疗概述

一、化疗的定义及发展史

肿瘤化疗是指采用药物治疗恶性肿瘤的方法，狭义的化疗主要指细胞毒性药物治疗，广义的化疗还包括靶向治疗、内分泌治疗、生物治疗及基因治疗。化疗药物能抑制恶性肿瘤的生长和发展，并在一定程度上杀死肿瘤细胞。

化疗是治疗恶性肿瘤的重要手段之一，因其强调全身治疗而有别于适合治疗肿瘤的手术和放疗。肿瘤化疗始于20世纪40年代。1942年化疗被用于治疗淋巴瘤取得惊人的疗效，因此被认为是肿瘤化疗的开端。1948年Farber成功地应用叶酸类似物甲氨蝶呤治疗小儿急性淋巴细胞性白血病获得缓解。1957年Arnold合成了环磷酰胺，Duschinsky合成了氟尿嘧啶，并在临床上取得了巨大的成功，被认为是肿瘤内科治疗的第二个里程碑。20世纪70年代，顺铂、多柔比星应用于临床化疗，以及化疗方案进一步成熟，化疗的疗效进一步提高，被认为是前进中的第三个里程碑。肿瘤的化疗已经从姑息治疗向根治性治疗发展。近20年来手术后化疗（辅助化疗），由于控制了亚临床微小病灶，使部分肿瘤治愈率提高，术前化疗（新辅助化疗）可增加局部多种晚期实体瘤的手术切除机会，同时减少手术损伤，尽量保存机体的功能。但是，目前常用的抗肿瘤药物均缺乏特异的选择性作用，往往在抑制肿瘤的同时对机体增殖旺盛的细胞（如骨髓细胞、肠上皮细胞、生殖细胞）和中枢神经系统有一定的影响；有些药物还对肾功能、心功能有损伤，少数药物对皮肤及其附件、肺、内分泌系统有不同程度的损伤；此外，多数抗肿瘤药物都有免疫抑制作用，有潜在的致畸和致癌作用。因此，对化疗药物的给药过程进行严格监控和管理尤为重要。

二、化疗药物的临床应用

(一)化疗的形式

1.根治性化疗

对化学治疗可能治愈的部分肿瘤,如急性淋巴性白血病、恶性淋巴瘤、睾丸癌和绒癌等,进行积极的全身化疗。

2.辅助化疗

部分癌症在采取有效的局部治疗(手术或放疗)后,使用化疗。主要目的是针对可能存在的微转移病灶,防止癌症的复发转移。

3.新辅助化疗

指对临床表现为局限性肿瘤、可用局部治疗手段(手术或放疗)者,在手术或放疗前先使用化疗,希望通过化疗使局部肿瘤缩小,减少手术或放疗造成的损伤,或使部分局部晚期患者也可以手术切除。另外,化疗可清除或抑制可能存在的微转移灶从而改善预后。

4.姑息性化疗

目前,临床最常见的恶性肿瘤,如非小细胞肺癌、胃癌、大肠癌、乳腺癌、食管癌、头颈部癌,化疗的疗效仍不满意。对此类癌症的晚期病例,已失去手术治疗的价值,化疗也仅为姑息性。主要目的是减轻患者的痛苦,提高生活质量。

5.研究性化疗

研究性化疗应符合临床药物试验 GCP 原则。标准化疗方案的形成主要通过Ⅰ期临床试验确定最大耐受量和主要毒性,Ⅱ期临床试验证明安全有效,Ⅲ期临床试验证明优越性,同时需要重复验证或 Meta 分析确立肯定的疗效,达成共识和形成临床指南。

(二)化疗的适应证

(1)造血系统恶性肿瘤。

(2)某些实体瘤(皮肤癌、绒癌)。

(3)实体瘤术后或放疗后配合化疗以巩固疗效。

(4)肿瘤晚期,广泛转移,不宜手术或放疗。

(5)癌性胸腔积液、腹水和心包积液。

(6)肿瘤引起的上腔静脉压迫征、脑转移等。

(7)放疗或手术后复发的患者。

(8)辅助治疗、新辅助治疗。

(三)化疗的禁忌证

(1)白细胞总数低于 4×10^9/L。

(2)肝、肾功能异常,明显贫血,白细胞或血小板计数减少,心肌病变,感染发热等情况下,不适合用化疗,须先改善以上症状。

(四)停用化疗的指征

(1)白细胞计数下降至 3×10^9/L 以下,血小板计数下降至 60×10^9/L 以下。

(2)肝、肾功能或心肌严重损伤者。

(3)感染发热,体温在 38 ℃以上。

(4)出现并发症,如胃肠道出血或穿孔、肺纤维化、大咯血等。

(5)用药 2 周期,肿瘤病变恶化,可停用此方案,改换其他方案。

三、化疗药物的分类及作用原理

(一)烷化剂

烷化剂的细胞毒作用主要通过直接与 DNA 分子内鸟嘌呤的 N-7 位和腺嘌呤的 N-3 形成联结,或在 DNA 和蛋白质之间形成交联,这些均影响 DNA 的修复和转录,导致细胞结构破坏而死亡。烷化剂主要包括氮芥类的氮芥、环磷酰胺、异环磷酰胺、司莫司汀、达卡巴嗪、磺酸酶类的白消安和乙烯亚胺类的塞替哌等。

(二)抗代谢类药物

抗代谢类药物的化学结构与体内某些代谢物相似,但不具有它们的功能,以此而干扰核酸、蛋白质的生物合成和利用,导致肿瘤细胞的死亡。主要药物有甲氨蝶呤、氟尿嘧啶。其衍生物很多,包括替加氟、复方替加氟(优福啶)等。

(三)抗肿瘤抗生素类

蒽环类是此类药物中的一大类药,包括多柔比星(阿霉素)、柔红霉素、表柔比星、米托蒽醌等。抗肿瘤抗生素的作用机制呈多样化,蒽环类抗生素与放线菌素 D 的作用机制相似,与 DNA 结合后,发生嵌入作用而抑制依赖于 DNA 的 RNA 合成;博来霉素是直接损害 DNA 模板,使 DNA 单链断裂;丝裂霉素能与 DNA 的双螺旋形成交联,抑制 DNA 的复制。

(四)抗肿瘤的植物类药物

多数药物作用于 M 期,阻止有丝分裂,使有丝分裂停顿,致死癌细胞。主要药物有长春新碱、长春碱、长春地辛(长春碱酰胺)、长春瑞滨(诺维本)。

(五)铂类

铂类抗肿瘤药物的作用机制主要是与DNA双链形成交叉联结,呈现其细胞毒作用。主要包括顺铂、卡铂、奥沙利铂(草酸铂)和络铂(乐铂)等,卡铂、奥沙利铂和络铂的肾毒性均较顺铂轻。

(六)其他

丙卡巴肼通过形成活性甲基与DNA起烷化作用;门冬酰胺酶使肿瘤细胞缺乏合成蛋白质必需的门冬酰胺,使蛋白质的合成受阻。

第二节　抗肿瘤药物的不良反应与护理

一、近期不良反应

(一)局部不良反应

化疗的局部不良反应占化疗所致各种反应的2%~5%,是给癌症患者带来痛苦较大的并发症之一。目前大多数化疗药物均由静脉给药,但是具有刺激性的抗癌药物一般对皮肤组织、血管内膜都有一定的不良反应,其表现可因化疗药物的性质、浓度、外渗剂量等因素而造成不同程度的静脉炎或严重组织坏死等,尤其是对组织有强烈刺激性的药物,做静脉注射时常可引起静脉炎或栓塞性静脉炎,表现为从注射部位的静脉开始,沿静脉走行,受累静脉发红或色素沉着、疼痛、血管变硬,呈条索状以致血流受阻;如不慎注入皮下,可导致局部皮肤软组织非特异性炎症,表现为轻度红斑,局部疼痛、肿胀、组织坏死,严重者甚至经久不愈,溃疡可深及肌腱及关节,导致功能改变。因此,在护理工作中,肿瘤专科护士必须掌握化疗药物局部不良反应的预防及护理方法,以减少肿瘤患者的痛苦。

1.临床表现

(1)肿胀、烧灼感:输液过程中穿刺静脉周围常表现出肿胀及急性烧灼样痛。

(2)外渗,局部硬结形成:应用刺激性、发泡性化疗药物,局部血管渗透压的改变,导致外渗液体在注射部位聚集形成硬结;严重者可出现成簇疱疹及水疱,随后出现溃疡或大斑块,或二者皆有,斑块或溃疡下方常可见广泛组织坏死。

(3)溃疡形成:溃疡、斑块部位最终出现坚硬的黑色焦痂,焦痂外周的红斑肿胀持续数周。

(4)药物浸润皮下组织:由于皮下组织受累,可出现关节僵硬、活动受限、神经病变及受累部位灼痛。

(5)病理表现:溃疡部位之下可见全层表皮及皮下组织坏死;溃疡外侧有明显表皮增生,成纤维细胞及内皮细胞有丝分裂多见,为极度反应的表现,多数表皮细胞发生有丝分裂;炎性反应迹象在新旧损伤中均不常见。

(6)"静脉怒张"反应:这一反应的特征是沿前臂静脉通路方向的绒状皮疹,注药的局部可以有红斑、水肿、硬结、瘙痒、触痛、浅表的疱疹和水疱。用药停止48小时内这一反应消退,且无残留组织损伤。据估计阿霉素应用中3%以上患者出现静脉怒张。

(7)延迟的局部反应:见于应用丝裂霉素化疗的患者,在日晒后出现皮肤毒性反应;"回忆反应"见于应用阿霉素、丝裂霉素的患者,比如一侧手臂输药后,当从对侧手臂再次给药时可在上一次化疗给药部位出现局部损伤。

2.预防与护理

(1)化疗药物鉴别:化疗前应鉴别是发泡性还是非发泡性药物,以适当种类以及适当剂量的稀释液溶解药物,以免药物浓度过高。

(2)化疗前宣教:在化疗前应向患者讲解药物渗出的临床表现,如果出现局部隆起、疼痛或输液不通畅,教会患者关闭输液器调节阀,及时呼叫护士,尽量减少化疗药物渗出量。

(3)输液部位的选择:避开手背侧、肘窝、腕关节及施行过广泛切除性外科手术的肢体末端,输液的适当部位为前臂近端(未手术)及重要结构上覆盖有大量皮下组织的部位。

(4)合理选择静脉:向患者讲解应用中心静脉导管的必要性,根据患者条件而选择PICC、CVC或PORT。如果患者拒绝使用中心静脉,应在护理记录中说明,输液过程中加强巡视,有问题及时处理。

在穿刺中,避免用针头在组织内探查静脉,以免损伤静脉完整性,并导致破损。穿刺时要求保证针头固定稳妥,避免针头滑脱或刺破血管壁。

(5)安全用药:化疗给药必须由经过肿瘤化疗专科护士培训有丰富经验的护士执行或指导。输液中加强观察,出现输液不畅、患者主诉穿刺周围有肿胀感,均需两名护士现场确认是否安全输液,必要时立即停止输液并检查,应尽快给予稀释溶液,避免局部组织与药物长时间接触或药物浓缩造成局部组织损伤。

(6)输入化疗药物前后的处理:静脉注射的化疗药物均为刺激性药物,因此要注意给药浓度,根据药液静脉注射要求调节滴速,给药前后都应该用生理盐水或5%葡萄糖液充分冲洗管道,静脉注射结束后再用预充注射液(10 mL)冲洗管路后再拔针。

(二)消化系统不良反应

消化系统慢性不良反应有恶心、呕吐、胃部饱胀不适感、便秘、腹泻、黄疸,还有一些急重症的不良反应,有中性粒细胞减少性盲肠炎、中毒性巨结肠、急性胰腺炎。引起这些毒性反应的药物有紫杉醇、顺铂、奥沙利铂、伊立替康、依托泊苷、阿糖胞苷、异环磷酰胺、氟尿嘧啶、表柔比星、长春新碱、长春瑞滨等药物。

1.临床表现

多数患者消化道反应表现为恶心、呕吐、食欲缺乏、食欲缺乏、食物反流、进食困难、便秘、腹泻等症状。在发生中性粒细胞减少性盲肠炎时患者表现为右下腹疼痛,症状类似阑尾炎。中毒性巨结肠表现为腹痛、腹胀、发热、心动过速或者休克伴败血症表现。急性胰腺炎通常出现在化疗数小时内,表现为上腹疼痛伴恶心、呕吐,严重者可发生休克,这些症状也有可能发生在化疗后1个月。

2.预防和护理

(1)减轻患者的焦虑心理,为患者提供心理疏导。

(2)如发生急性不良反应应遵医嘱对症治疗,密切观察患者病情变化。

(3)便秘、食欲缺乏等可对症治疗,如给予麻仁润肠丸治疗便秘、黄体酮类药物促进食欲等。

(4)指导患者遵医嘱对症应用止吐、止泻等药物。持续性腹泻需要治疗,密切观察并记录大便次数、性状,及时做常规检查,监测水、电解质,及时止泻、补液治疗,减少脱水、热量摄取不足等并发症的发生。严格记录出入量,以评估脱水情况,对水、电解质失衡者,依据情况纠正水、电解质紊乱。

(5)对恶心、呕吐患者化疗期间饮食宜清淡,少量多餐,多吃新鲜的蔬菜和水果,鼓励进食。腹泻患者在饮食上建议多吃蛋白含量高的食物。

(6)保持病房干净、整洁、无异味,减少不良刺激。

(7)营养严重失调,并不能经口进食者,可酌情给予肠内或肠外营养支持治疗。

(8)出现腹胀或肠鸣音减弱,疑有肠梗阻发生者,指导患者遵医嘱行相关检查,并遵医嘱对症治疗。

(三)免疫系统不良反应

化疗引起的免疫系统不良反应在口腔黏膜的表现明显，如口腔黏膜炎、口腔溃疡等口腔问题。

1.临床表现

唇、颊、舌、口底、齿龈出现充血、红斑、疼痛、糜烂、溃疡等。

2.预防与护理

(1)化疗前治疗龋齿和牙周病。

(2)保持口腔清洁和湿润，每餐前后用生理盐水/漱口液漱口，睡前和晨起用软毛刷仔细清洁口腔，动作轻柔，避免口腔黏膜及牙龈的机械性损伤。

(3)若有真菌感染应给予抗真菌药物治疗，如制霉菌素含服，同时给予5%碳酸氢钠溶液漱口。

(4)若疑有厌氧菌感染可以用3%过氧化氢溶液漱口。

(5)若已发生溃疡可用甲紫溶液、锡类散或养阴生肌散涂于患处；还可用2%利多卡因溶液喷雾或取15 mL含漱30秒钟，每隔3小时1次；或用普鲁卡因2支、地塞米松10 mg、庆大霉素16万单位配制于生理盐水500 mL中，分次含漱，都可用于餐前止痛。

(6)口唇可用凡士林涂抹，减轻干裂和疼痛。

(7)注意观察体温变化，早期发现感染征兆，早期治疗。

(四)骨髓抑制

骨髓抑制是恶性肿瘤化疗过程中最常见也是最严重的毒性反应之一。周围血白细胞计数、中性粒细胞绝对值、血小板计数的明显下降，可引起继发性致死性感染及出血，严重影响肿瘤患者的治疗，进而导致其预后和生存期不佳。近年来对顺铂加氟尿嘧啶联合化疗发生骨髓抑制的病例报道较多。

1.临床表现

化疗后通常先出现白细胞减少，尤其是粒细胞下降；然后出现血小板减少，当血小板计数少于$50\times10^9/L$时会有出血的危险，而当血小板计数低于$10\times10^9/L$时，容易发生中枢神经系统、胃肠道以及呼吸道出血；化疗通常不会引起严重贫血。严重骨髓再生障碍时，易继发感染和出血。

2.治疗与护理

(1)严格掌握化疗适应证，化疗前检查血常规、骨髓常规。如果白细胞计数少于$4\times10^9/L$，血小板计数少于$80\times10^9/L$时，化疗应停止执行，需要适当调整治疗方案，遵医嘱对症治疗。

(2)在治疗中给予必要的支持治疗，如高蛋白、高热量、高维生素饮食及药膳等，避免生冷食物。

(3)化疗后应隔天查血常规，必要时每天查，以了解血常规下降情况。

(4)遵医嘱应用促进血细胞生成药物，如粒细胞-巨噬细胞集落刺激因子(GM-CSF)、粒细胞集落刺激因子(GCSF)等，并观察疗效。

(5)必要时可以多次输新鲜血或成分输血，如血小板悬液。

(6)白细胞特别是粒细胞下降时，感染的概率将增加，有条件应让患者住层流病房，或增加病房消毒，减少探视，严密监测体温，必要时预防性给予抗生素，并做血培养。

(7)当血小板计数低于 50×10^9/L 时有出血的危险，观察皮肤有无淤血、瘀斑及其他出血的症状。协助做好生活护理，嘱患者少活动、慢活动，避免磕碰。进软食，保持大便通畅，避免抠鼻、剔牙、用力咳嗽等动作。注射时止血带不宜扎得过紧，时间不宜过长。拔针后增加按压时间密切观察出血情况。当血小板计数低于10×10^9/L 时易发生中枢神经系统、胃肠道、呼吸道出血，应严密观察病情变化，嘱患者绝对卧床休息，如果患者出现头痛、恶心等症状应考虑颅内出血，及时协助医师处理。

(8)避免服用阿司匹林等含乙酰水杨酸类的药物，注意监测出、凝血时间。

(9)出现贫血，患者会自觉疲乏，应多休息，必要时可给予吸氧。血红蛋白低于 80 g/L 时需要输血治疗，多采用成分输血，如输红细胞；也可以给予促红细胞生成素皮下注射，促进红细胞生成。

(10)女性患者在月经期间应注意出血的量和持续时间，必要时使用药物推迟经期。

(五)心脏毒性

目前倾向于将抗肿瘤药物造成的心脏毒性分为两种机制。第一种以蒽环类药物为代表，该类药物造成的心脏毒性呈剂量依赖性，细胞损害的主要机制是化疗药物对线粒体生物合成及活性氧物质形成的影响，而这些损害作用与患者化疗前是否存在心功能不全及个体基因易感性有关，往往是不可逆的。第二类是以酪氨酸激酶抑制剂曲妥珠单抗为代表，这类药物主要通过细胞内缩血管物质的释放导致心功能的损害，停止使用该类药物心功能即可部分恢复。使用这两类药物化疗，是临床肿瘤治疗中出现心力衰竭最常见的原因，在临床护理中也受到高度重视。

1.临床表现

(1)轻者可无症状,仅心电图表现为心动过速、非特异性 ST-T 段改变,QRS 电压降低。窦性心动过速通常是肿瘤患者心脏毒性作用的最早信号。

(2)重则心悸、气短、心前区疼痛、呼吸困难,临床表现如心绞痛,还可以出现心肌炎、心肌病、心包炎,甚至心力衰竭、心肌梗死。

(3)心电图可以显示各类心律失常,如室上性心动过速、室性或房性期前收缩、心房纤颤等。因为化疗导致的心血管系统症状、体征是非特异性的,应该仔细与肿瘤心肌转移或既往心脏病史加以鉴别。

2.预防和护理

(1)化疗前应先了解有无心脏病病史,心肌缺血、心律失常或心力衰竭等病史。常规查心电图,必要时做动态心电监测、心脏超声等检查了解心脏基础情况。

(2)治疗期间监测:心肌酶监测(如肌钙蛋白 I、脑钠肽),重复进行心功能评估。

(3)警惕无症状性心脏毒性。

(4)限制蒽环类药物蓄积量,必要时查血药浓度。对于阿霉素的累积剂量超过 450～500 mg/m^2 时,充血性心力衰竭的发病率迅速增高,可能达到 25%,因此,需要严格控制阿霉素使用总量。

(5)改变给药方法、延长静脉点滴时间可减少心脏毒性;使用与阿霉素结构相近的米托蒽醌,也可以减轻心脏毒性。

(6)保护心脏:抗氧化剂的单用及联合使用,血管紧张素转换酶抑制剂、钙离子拮抗剂、一氧化碳合成酶抑制剂、氨磷汀、二磷酸果糖、维生素 E、辅酶 Q_{10}、ATP、左卡尼汀、半合成黄酮类化合物等。

(7)严密观察病情变化,重视患者的主诉,监测心率、节律变化,必要时心电监测。

(8)注意休息,减少心肌耗氧量,减轻心脏负荷,少量多餐,避免加重心脏负担,反射性引起心律失常。

(9)必要时做心电图等检查,发现心力衰竭等迹象,给予强心、利尿等治疗,护理可参照内科护理常规。

(六)泌尿系统毒性

肿瘤化疗所致泌尿系统损害主要有引起尿道内刺激反应和肾实质损害两类。顺铂、普卡霉素、丝裂霉素、柔红霉素、大剂量甲氨蝶呤等均可导致肾脏毒性。其中尤以顺铂最易引起肾脏毒性，发生率高达28%～36%，主要机制是金属铂离子抑制肾小管刷状缘和侧膜的有机阳离子转运系统，使得药物及其代谢产物排泄障碍，出现肾小管上皮细胞坏死、变性、间质水肿，肾小管明显扩张，严重时可致肾衰竭。

1.临床表现

少尿或无尿，尿pH下降，血浆尿素氮及肌酐增高，出现尿毒症。尿中出现红细胞、白细胞和颗粒管型，尿素氮、肌酐升高，肌酐清除率下降。

2.发生机制

对化疗敏感的肿瘤如急性白血病、慢性白血病、非霍奇金淋巴瘤等，在联合化疗后，大量肿瘤细胞被迅速破坏，血液中尿酸急骤增加，在肾脏集合管形成结晶，影响尿液生成。

3.预防和护理

(1)化疗前必须进行肾功能检查。

(2)化疗前和化疗期间嘱患者多饮水，使尿量维持在2 000～3 000 mL/d。

(3)使用顺铂时需进行水化，每天输液量3 000 mL同时使用利尿剂和脱水剂(如20%甘露醇)保持每天尿量在2 000 mL以上，每小时尿量在100 mL以上；注意保持电解质平衡。

(4)丝裂霉素在给药时应避免或尽量减少输血，以减少微血管病、溶血性贫血的发生。

(5)大剂量甲氨蝶呤应用时可导致急性肾功能不全，解决方法是水化和尿液碱化。当甲氨蝶呤用量高达需要用亚叶酸钙解救的剂量时，应给予碳酸氢钠碱化尿液(pH>8)，保持每小时尿量在100 mL以上。

(6)异环磷酰胺(IFO)可产生多样的肾异常，美司钠可以和IFO的代谢副产物丙烯醛结合，减轻其对膀胱黏膜的损伤，预防出血性膀胱炎。美司钠一般于IFO前15分钟及用药后每4小时静脉给药，共3～5次，但其不能预防肾毒性。同时也应给予充足水分以利尿，碱化尿液，大量饮水，增加排尿次数，减轻肾脏和膀胱毒性。

(7)对于尿酸性肾病的防治，除每天给予大量液体促使尿量增多外，还可口服碱性药物，以利尿酸溶解。别嘌醇可用于预防尿酸性肾病。同时应注意控制食用嘌呤含量高的食物，如肉汤、动物内脏、花生、瓜子，多食用新鲜蔬菜、水果等。

(8)护士应教会患者观察尿液的性状，准确记录出入量，如出现任何不适应及时报告。

(七)肝脏毒性

化疗药物引起的肝脏反应可以是急性而短暂的肝损害,通常表现为一过性转氨酶升高或血清胆红素升高(黄疸)。在化疗中和化疗后 1 个月内均可发生,以化疗后 1 周内多见。也可是长期用药而引起的慢性肝损伤如纤维化、肝细胞功能障碍、脂肪变性、肉芽肿形成、嗜酸性粒细胞浸润等。主要药物包括多西他赛、紫杉醇、伊立替康、多柔比星、长春瑞滨、甲氨蝶呤、环磷酰胺、6-硫鸟嘌呤、门冬酰胺酶、氮芥、苯丁酸氮芥、柔红霉素、放线菌素、链佐星等。

1.临床表现

乏力、食欲缺乏、恶心、呕吐、肝脏肿大,血清转氨酶、胆红素升高,重则出现黄疸甚至急性肝萎缩。

2.防治与护理

(1)化疗前后进行肝功能检查,如有异常应谨慎使用化疗药物,必要时先行保肝治疗;对于肿瘤出现早期肝脏弥散性转移时,患者也可能出现转氨酶升高,在这种情况下,给予保肝药物治疗无效,则应及时进行化疗。

(2)观察病情,了解患者的不适主诉,如肝区胀痛、黄疸等,及时发现异常,对症处理。

(3)给予保肝药物,如葡醛内酯、谷胱甘肽、B 族维生素、清开灵、维生素 C、三磷酸腺苷、辅酶 A、中药等,并采取糖皮质激素及甘草酸类制剂进行辅助治疗,有效控制抗肿瘤药物对肝脏的损害。

(4)在饮食上嘱患者饮食以清淡可口为宜,适当增加蛋白质和维生素的摄入量。

(5)做好心理护理,减轻焦虑,注意休息。

(八)肺毒性

抗肿瘤药物引起的肺毒性是引起呼吸衰竭的重要原因。新的抗肿瘤药物和方案不断产生,由于更多患者使用这些药物,与之有关的呼吸衰竭也逐步被认识。引起肺毒性的主要药物有异环磷酰胺、奥沙利铂、表柔比星、博来霉素、索拉非尼、马妥珠单抗、吉非替尼、厄洛替尼、紫杉醇、伊立替康、拓扑替康、沙利度胺(反应停)、吉西他滨等药物。

1.临床表现

化疗所致的典型肺毒性的临床综合征有支气管痉挛、急性变态反应、输液反应、非心源性肺水肿、间质性肺炎、毛细血管渗漏综合征、急性肺损伤及 ARDS、嗜酸性粒细胞肺炎。

主要临床表现为疲劳、不适、干咳、呼吸困难、低氧血症,肺部侵犯可能是快速进展的,导致呼吸衰竭和ARDS。重则哮喘,可伴有发热、胸痛和咯血;肺底可闻小水泡音和干性啰音,胸部X线及肺功能检查均可见异常。肺毒性的症状因为不具典型性,因此要与肺部感染、肿瘤肺内转移(肺内淋巴管播散)、放射性肺炎及心血管病引起的肺部充血等加以鉴别。

2.治疗与护理

主要以预防为主,并及早诊断。当肺毒性发生时,治疗最典型的方法是停止使用该抗肿瘤药物,给予积极的对症治疗,给予糖皮质激素和抗生素。糖皮质激素的效果不十分确定,有些患者可以达到完全的或部分的缓解,而有些患者的病情会继续进展。护理中要注意观察患者有无上述表现,必要时给予低流量吸氧,采取舒适的体位,鼓励患者适度的活动。

(九)神经系统毒性

化疗药引起的神经系统毒性可损伤神经系统的任何部位,引起脑病、脊髓病、颅神经病、周围神经病、肌病和卒中样综合征等。这些损害有化疗药物对神经系统的直接毒性引起的,有些则与药物代谢紊乱及凝血机制障碍有关,药物大剂量使用及多种药物联合使毒性增加。主要药物有草酸铂、5-氟尿嘧啶、顺铂、紫杉醇、长春瑞滨联合顺铂等。

1.临床表现

(1)脑病:表现为非特异性,早期表现为表情淡漠、乏力、记忆力减退、失眠等,随着病情加重可出现计算力和定力障碍、手足抽搐、癫痫、昏迷等症状。

(2)小脑功能失调:感觉异常,背痛,血栓性卒中、出血性卒中、大脑静脉窦血栓等脑血管病变。表现为急性发作的严重头痛、恶心、呕吐,意识改变;有些患者只出现头痛和轻度神经功能异常。

(3)神经、精神病学改变:部分患者可以出现抑郁、妄想、幻觉、定向力障碍、意识水平的改变等。慢性神经毒性脑白质病变,患者表现出进行性的认知功能减退及局灶性神经症状,进一步可以发展为痴呆、昏迷,甚至死亡。

(4)腱反射消失:感觉运动末梢的多神经病变,痛觉、温觉呈袜套样丢失。极少数患者可以出现直立性低血压。

2.防治和护理

(1)联合用药时应注意有无毒性相加的作用,各种药物剂量不宜过大。

(2)密切观察毒性反应,定期做神经系统检查,一旦出现应停药或换药,并遵医嘱给予营养神经的药物治疗。

(3)出现化疗性脑病应立即通知医师、遵医嘱对症治疗，治疗上以亚低温(降温毯)治疗，鼻饲管、静脉注射电解质，甲泼尼龙静脉注射，地西泮、德巴金维持控制癫痫发作等治疗手段。密切观察病情变化。

(4)有的药物如VP-16、替尼泊苷(VM-26)等易引起直立性低血压，故在用药过程中应卧床休息，或缓慢活动。告知患者缓慢改变体位，避免发生直立性低血压。如厕时应有人陪同，以免发生意外。

(5)若患者出现肢体活动或感觉障碍，应加强护理，避免打开水、做针线活等活动，以免灼伤、烫伤、扎伤等，适当给予按摩、针灸、被动活动等。

(6)做好日常护理工作，为患者创造一个安全的居住环境，减少磕碰；同时给予心理支持，增强患者战胜疾病的信心。

(十)其他不良反应

1.过敏反应

肿瘤化疗过程中出现的过敏反应正逐步引起肿瘤专科护士的重视，严重的过敏反应可引起生命危险或中断化疗，影响患者的预后，常见易产生过敏的药物包括紫杉醇、多西他赛、奥沙利铂等。

(1)临床表现：包括支气管痉挛、喘鸣、瘙痒、皮疹、面色潮红、血管水肿、肢体痛、焦急不安、低血压。PTX(紫杉醇)在国内报告过敏反应发生率为10%～20%，多数为Ⅰ型变态反应，表现为支气管痉挛性呼吸困难、荨麻疹和低血压。几乎所有的反应都发生在用药后最初10分钟内，严重反应常发生在用PTX后2～3分钟内。

(2)预防与护理：①给药前做好预防措施，准备好肾上腺素、血压计等抢救用物。②用PTX 12小时和6小时前给予地塞米松20 mg口服，苯海拉明50 mg、雷尼替丁50 mg于PTX半小时前静脉推注。③PTX需用非聚氯乙烯输液器和玻璃输液瓶，并通过所连接的过滤器过滤后滴注。④给药后应严密观察病情，若出现过敏反应应及时停药，就地抢救。⑤给药的第一小时内应进行血压监测，每5～10分钟测一次血压和脉搏，做好护理记录。

2.皮肤毒性及脱发

肿瘤化疗药物可以造成多种常见皮肤反应，如皮肤瘙痒、荨麻疹、血管神经性水肿、指趾甲变脆等。还可引起一些特异性皮肤病变，如博来霉素导致的皮肤硬化性改变等。

(1)掌-跖部感觉异常及红斑性感觉异常综合征：临床表现为静脉化疗后数

周或数月开始出现感觉异常及感觉麻木，表现为手足部位麻刺感、烧灼感、疼痛及持物行走时触痛等各种不适，提示该并发症发生。发病后 2～4 天内出现红斑及肿胀，疼痛加重，大小鱼际隆起部位变红并可扩展到整个手掌及足跟。苍白及红斑也可见于关节部位，甲床周围也可见红斑；最后许多苍白部位出现大疱；治愈后数周可有脱屑。

严重者需停止化疗；应用湿敷，使用中等量的可的松；维生素 B_6 经常被经验性使用预防感觉异常。可用温水轻轻擦洗，嘱咐患者不可用手挠抓或用过热的水洗，以免加重破溃造成感染。

(2)色素沉着：肿瘤化疗所致色素沉着是由皮肤黏膜黑色素沉积增多引起。主要药物有白消安、环磷酰胺、5-FU、多柔比星、博来霉素等。

临床表现为局部或全身皮肤色素沉着，甲床色素沉着，皮肤角化、增厚，指甲变形。一般无须治疗，做好心理护理，减轻焦虑。皮肤角化可服用维生素 A。避免日光暴晒。

(3)脱发：引起脱发的主要药物有多柔比星、博来霉素、柔红霉素、环磷酰胺、甲氨蝶呤、放线菌素 D、米托蒽醌等。

脱发是最为常见的病变，常造成患者心理上、情绪上的损害，甚至会放弃具有治愈潜力的治疗。但是，目前仍未发现有效的预防措施。首先应该从精神上给予支持，并使患者确信这一不良反应只是暂时的；其次，给予患者关于头发护理的有益指导，建议佩戴假发等发饰以获得可令人接受的外表形象，增强自信。

二、抗肿瘤药物的远期毒性

(一)致癌作用

有不少抗癌药物，如美法仑等在作用数月至数年以后增加第二原发肿瘤发生的机会，可致血液病或恶性淋巴瘤。根据病情需要对症治疗，用药过程中随时观察病情变化。

(二)胎儿畸形

妊娠 3 个月内不用抗癌药。

(三)不育

多数抗癌药可抑制精子和卵巢的功能，引起生殖功能低下与不孕。预防和处理：育龄青年根据病情制订用药方案。

(四)肺纤维化/化疗肺

表现为呼吸困难、哮喘。

预防和处理:①老年肾功能不全慎用化疗药。②注意化疗累计量。③用药过程中注意观察X线检查结果。

据统计化疗药物引起的不良反应有790多种,国际协调会议采用5级评分系统对不良反应的严重度进行评价,并对每一种不良反应的严重度从1～5级进行了特定的临床描述。1级不良反应是指较轻微的不良反应,通常无症状,且不需要对机体进行干预治疗,也不需要进行介入或药物治疗;2级不良反应是指中等程度的不良反应,通常有临床症状,且需要在当地进行药物或其他方面的干预治疗,这类反应可能影响机体的功能,但是不损害日常生活与活动;3级不良反应是指较为严重的不良反应,可能造成不良后果,通常症状复杂,需要进行外科手术或住院治疗等积极干预治疗;4级不良反应是指可能对生命构成潜在威胁的不良反应,这类反应往往可致残,甚至导致器官损害或器官功能的丧失;5级不良反应是指死亡。然而,并非所有的不良反应都有1～5级标准。

以上列出的是临床上最为常见的几种不良反应,严重度可从无临床表现的轻微型至危及生命的严重型。在化疗过程中应重视药物不良反应,正确认识并详细而准确地报道各种不良反应,采取各种措施以预防和减轻各种不良反应。完整的肿瘤治疗疗效评价应根据抗肿瘤效果和不良反应进行综合判定,即化疗药物的不良反应评价与抗肿瘤效果的评价同等重要。

第三节 化疗药物致静脉损伤的预防与处理

一、致静脉损伤的主要因素

(一)药物因素

化疗药物多为化学制剂或生物碱制剂,其引起的静脉损伤与药物本身的刺激性、酸碱度、渗透压及浓度等密切相关。

1.刺激性

根据药物外渗对组织的损伤程度可以将化疗药物分为以下几类。

(1)发疱性药物:外渗后可引起局部组织发疱、溃疡和坏死的药物。如多柔比星、表柔比星、柔红霉素、丝裂霉素、长春新碱、长春瑞滨、紫杉醇、氮芥等。

(2)刺激性药物:能够引起刺激性或炎性反应的药物,可出现注射局部疼痛、轻度炎症反应、变态反应但无局部组织坏死。如依托泊苷、博来霉素、环磷酰胺、顺铂、氟尿嘧啶等。

(3)无刺激性药物:如门冬酰胺酶、阿糖胞苷、甲氨蝶呤、替加氟等。

2.pH

正常人血液的pH为7.35～7.45。当药物pH在6～8时,其对血管内膜的刺激较小;药物pH＜5(强酸性)或pH＞9(强碱性)时会引起静脉内膜的损伤,出现化学性静脉炎,从而导致静脉硬化、渗透性增加或血栓形成。例如,长春瑞滨的水溶液呈弱酸性,外周静脉输入后可使局部二氧化碳聚集,导致局部静脉内压力增高,使药物极易从血管渗透至皮下组织,同时pH改变可引起静脉或毛细血管痉挛,诱发静脉炎。

3.渗透压

渗透压用于描述溶液的溶质微粒对水产生的吸引力,其单位为mOsm/L。血浆渗透压为240～340 mOsm/L,285 mOsm/L为等渗标准线。当输入的溶液渗透压＜240 mOsm/L,为低渗液时,会使水分子向细胞内移动,导致细胞内水分子过多引起细胞破裂,而发生静脉炎;当输入的溶液渗透压在240～340 mOsm/L,为等渗液时,不会影响水分子在血管细胞的流动;当输入的液体渗透压＞340 mOsm/L,为高渗溶液时,会吸取血管细胞内的水分,造成血管内膜脱水而引起血管细胞萎缩直至坏死。有研究证明,渗透压＞600 mOsm/L的药物可在24小时内造成化学性静脉炎。

4.用量、浓度及接触时间

若在短时间内大量、快速输注刺激性药物,超出了外周血管自身的缓冲和应激能力,药物便会在血管受损处堆积,使血管内膜受到刺激而发生静脉炎。化疗药物浓度越高、量越多、与组织接触的时间越长,造成的静脉损伤越严重。

5.变态反应

某些药物如环磷酰胺、长春瑞滨、丝裂霉素、多柔比星、紫杉醇等输入静脉内可引起Ⅰ型变态反应,释放组胺、5-羟色胺等炎症介质,从而使血管通透性增加、药液外渗,引发静脉损伤。

(二)患者因素

1.血管因素

长期静脉注射的患者、肥胖患者、年老体弱者及有周围静脉化疗史的患者可出现血管脆性增加、血管硬化、管腔变窄、血流减慢、血管可视性差等现象,如果将化疗药物注入这些静脉,可能使局部药物浓度升高、局部接触时间延长而发生静脉损伤。

2.病理因素

当患者出现上腔静脉综合征、静脉回流受阻、手术后肢体水肿等静脉压升高时，不恰当地选择较细的血管或选择患侧静脉穿刺注射，可能由于注射压力高，回流障碍造成药物外渗的危险。若患病（如糖尿病）、免疫功能损害等也会影响组织损伤范围及患者对药物外渗治疗的反应。

3.其他因素

患者在化疗过程中出现恶心、呕吐、咳嗽、进食、大小便等活动，增加了针头向外滑脱的机会，可导致化疗药外渗。

（三）医源性因素

以下医源性因素亦可增加静脉损伤发生率，甚至可直接导致化疗药物性静脉损伤的发生。

（1）医务人员缺乏经静脉应用化疗药物的经验，在用药方法、浓度、途径等选择上出现错误。

（2）未能选择安全、适宜的静脉输液工具，如选用头皮钢针进行化疗可增加静脉损伤的概率。

（3）穿刺部位选择不恰当，如在关节处或神经、肌腱较多的部位进行注射，或在同一部位反复穿刺等。

（4）缺乏熟练过硬的穿刺技术，如针尖未能完全进入血管或针尖穿透血管，或因固定不当引起针尖移位、脱出。

（5）缺乏预防和处理静脉损伤的技能。

（四）其他因素

1.外界因素

气温较低可引起患者血管收缩，增加化疗药物渗漏的风险。

2.放射线因素

经放射治疗过的区域，其血管弹性、密度均受到不同程度的影响，用药后可能发生渗漏。

二、化学性静脉炎

化学性静脉炎是经外周静脉输入刺激性或腐蚀性化疗药物时，引起静脉内膜损伤而出现的一种无菌性炎症，是化学治疗常见的毒性反应之一，与化疗药物本身的刺激性、浓度、酸碱度及渗透压有关。容易引起化学性静脉炎的细胞毒性药物有多柔比星、长春瑞滨、氮芥、丝裂霉素、长春新碱等。

(一)临床表现

1.分级

美国静脉输液护理学会(INS)2011 年修订的静脉炎分级标准如下。

(1)0 级:没有症状。

(2)Ⅰ级:穿刺部位出现红斑,伴随或不伴随疼痛。

(3)Ⅱ级:穿刺部位出现红斑及疼痛和/或水肿。

(4)Ⅲ级:穿刺部位出现红斑及疼痛,形成条状痕或纹,可触及的静脉索。

(5)Ⅳ级:穿刺部位出现红斑及疼痛,形成条状痕或纹,可触及的静脉索>2.5 cm。

2.分型

(1)红肿型:沿静脉走行皮肤红肿、疼痛、触痛。

(2)硬结型:沿给药静脉出现局部疼痛、触痛、静脉变硬、触之有条索感。

(3)坏死型:沿血管周围有较大范围肿胀疼痛,形成的瘀斑达皮肌层。

(4)闭锁型:静脉不通,逐渐形成机化。

3.主要症状

输注化疗药物的外周静脉出现疼痛、压痛、周围皮肤充血、颜色改变、肢体肿胀、皮温增高,一般持续 1~2 周,尔后上述症状逐渐消退,沿静脉走向出现皮肤色素沉着。还可触及条索状静脉或有硬结,严重时发生静脉闭塞。

(二)预防措施

(1)转变观念,变被动输液为主动静脉治疗,时刻注意保护患者的“生命线”;坚持预防为主的原则,减少静脉炎给患者带来的痛苦和创伤。

(2)熟练掌握药物的性质和作用,根据治疗所需选择合适的静脉输液方式和工具。

(3)穿刺前需熟悉静脉的解剖部位、走行方向,以选择最佳的化疗静脉,避免选择细、弯、短、小的外周静脉;下肢静脉易发生栓塞,静脉炎发生率高,应尽可能选择上肢静脉进行化疗(上腔静脉综合征的患者除外)。

(4)有计划地使用周围静脉,一般由远端静脉开始使用,经常变换穿刺部位,避免同一血管反复穿刺而加重静脉损伤,同时也有利于损伤静脉的修复。

(5)严格执行化疗操作规程,确保最安全的给药浓度、给药速度和给药方法。在不影响化疗疗效、不违背化疗药物使用原则的情况下,选择最低的药物浓度、尽量缓慢的输注速度,以减轻化疗药物对血管内膜的刺激。

(6)给予化疗药物前后及两种化疗药之间均应给予适量的生理盐水或5%的葡萄糖注射液充分冲管,以减少化疗药物对血管的刺激。

(三)处理要点

(1)化疗患者一旦出现输注部位疼痛、压痛、发红肿胀等静脉炎或疑似静脉炎的症状,均应立即停止在该静脉继续化疗。滴注通畅的情况下可更换输液器,以生理盐水或5%葡萄糖注射液进行快速冲管,避免化疗药物沉积在静脉壁。

(2)将静脉炎肢体抬高、制动,避免受压。可在静脉炎发生范围做一标记,便于动态观察。

(3)避免再度使用已发生静脉炎的血管,待症状完全缓解、弹性逐渐恢复后方可使用。

(4)如合并全身感染,应根据医嘱使用抗生素或其他对症治疗。

(5)根据药物性质选择局部冷敷或湿热敷,可减轻疼痛,解除血管痉挛,促进炎症的吸收和消散。

(6)选择性应用药物进行局部涂敷,如消炎止痛膏、硫酸镁、酒精、如意金黄散(用蜂蜜调成糊状)、喜疗妥软膏等,以缓解炎性反应。

(7)炎症局部可进行红外线、氦氖激光或神灯照射等物理治疗,从而改善局部血液循环、解除局部炎症。

(8)做好记录,需详细记录化疗过程、患者主诉、静脉炎症状、范围及处理方法,并密切观察治疗后效果,及时向医师反馈,以达到最佳的治疗效果。

三、化疗药物外渗

药物渗漏包括渗出和外渗。其中,外渗是指静脉输液过程中,由于输液管理疏忽造成腐蚀性药液进入静脉管腔以外的周围组织,而不是进入正常的血管通路。据报道,在外周静脉化疗中腐蚀性化疗药物外渗的发生率是1%～6%。外渗也可发生于中心静脉插管化疗,其可能原因包括继发于导管纤维蛋白鞘、血栓形成,出现药物反流;导管发生移位,即导管头端不在中心静脉内,而移位至小静脉;导管出现损坏、破裂或分离现象等。

(一)发生机制

发疱性化疗药物外渗至静脉管腔外主要通过以下两种作用机制造成继发性组织损伤。

(1)发疱性药物与组织中健康细胞的细胞核DNA相结合,导致细胞死亡,其复合物又从死亡细胞中释放出来,再次被附近的健康细胞吸收。这种与DNA

结合了的发疱性药物在组织中持续存在，不断重复摄取与释放的过程，造成长期的组织损害。此类药物有蒽环类药物（柔红霉素、多柔比星、表柔比星）、放射菌素D、氮芥及丝裂霉素等。

（2）当发疱性药物不与细胞DNA结合时，更多的是通过间接作用来影响健康组织细胞，药物最终会被组织代谢和中和。此类非DNA结合的发疱性药物包括紫杉醇和植物碱（长春碱、长春新碱、长春地辛、长春瑞滨）等。

（二）临床表现

1.主要症状及后果

化疗药物外渗时，患者主诉注射部位出现针刺感、烧灼感、疼痛，观察到注射局部肿胀、发红、静脉注入阻力感、静脉通路无回血、静脉输液滴速变慢或停止、静脉导管或输液港针头周围有渗液等。

发疱性药物外渗后可能导致的后果有：起疱（典型病例发生于外渗后1～2周）；皮肤剥脱或崩落（通常在外渗后2周内开始）；组织坏死（通常是外渗后2～3周较明显，甚至形成经久不愈的慢性溃疡）；病灶进一步扩展而累及肌腱、筋膜、韧带、神经、骨骼、肌肉，造成感觉障碍、外观受损、关节功能损害，甚至截肢等严重后果。

2.分级

药物渗漏可分为5级（表9-1）。化疗药物外渗致组织损伤的临床症状和体征视外渗药物的种类、浓度、渗出剂量、外渗部位的不同而表现不一。

表9-1　化疗药物渗漏的分级

分级	皮肤状况	水肿范围	疼痛	循环障碍
0级	无	无	无	无
1级	发白发凉	最大直径＜2.5 cm	伴有或不伴有疼痛	无
2级	发白发凉	最大直径在2.5～15 cm	伴有或不伴有疼痛	无
3级	发白发凉，半透明状	最小处直径＞15 cm	轻到中度的疼痛	无
4级	发白或变色、半透明状，紧绷感，有渗出，有瘀斑，可出现凹陷性水肿	最小处直径＞15 cm	中度到重度疼痛	有

3.分期

根据化疗药物造成组织损伤的进程，一般分为以下3期。

Ⅰ期：局部组织炎性反应期。多发生于渗漏早期（24小时内），局部组织红润、肿胀、发热、呈持续性刺痛，无水疱和坏死。

Ⅱ期：静脉炎性反应期。见于渗漏后2～3天，局部皮下组织出血或水疱形成，水疱破溃，组织苍白形成浅表溃疡。

Ⅲ期：组织坏死期。局部皮肤变性坏死形成黑痂或深部溃疡，肌腱、血管、神经外露或伴疼痛感。

（三）预防措施

（1）执行化疗的护士首先要经过肿瘤专科教育和培训，具有主动静脉治疗的理念和技能，能对化疗方案、药物性质、用药方法及患者的一般状况、血管情况、既往病史、手术史、外伤史、化疗用药史等进行全面而准确地评估，根据评估结果制订完善的静脉治疗计划，并有效实施、全面管理。

（2）合理选择穿刺静脉和穿刺工具，避免在皮肤破溃、瘢痕、静脉窦、关节处、放射治疗侧、乳腺癌手术侧、淋巴水肿侧等部位穿刺，不宜选择24小时内已穿刺过的静脉进行给药。对于刺激性和发疱性药物宜选用中心静脉通道器材输入。

（3）根据医嘱及化疗药物的特性，选择合适的药物浓度及给药方法、途径、时序和速度，避免药物使用不当而增加外渗的风险。

（4）不宜选用头皮钢针进行穿刺化疗，并应熟练掌握静脉穿刺技术，尽可能做到一次性穿刺成功。避免反复刺探同一血管，最大限度减少化疗药物的外渗率。

（5）妥善固定导管，必要时可使用弹力网状绷带，防止导管脱出血管外造成外渗。

（6）穿刺部位衣袖不宜过紧，避免静脉内压力增高而增加渗漏风险。

（7）化疗前以非化疗药物建立静脉通路，不可用充满化疗药物的针头直接穿刺，待两人确认输液安全后方可进行化疗；化疗结束后应给予生理盐水或5%葡萄糖注射液充分冲洗管道后拔针。

（8）化疗过程中应密切观察注射部位有无异常、液体滴注是否通畅，询问患者有无肿胀、疼痛、烧灼感等不适，一旦出现外渗或疑似外渗的症状，应立即停止化疗，做好局部处理后另选注射部位，但须避免使用同一静脉的远端。对于语言沟通障碍者、老年人或意识欠清的患者化疗时应给予重点关注。

（9）取得患者配合对外渗的预防能起到积极作用。静脉化疗前护士应指导患者尽量避免穿刺侧肢体的活动，最大限度防止药物外渗；向患者讲解药物外渗的临床表现，一旦出现异常应立即呼叫护士，关闭输液器开关，尽可能减少化疗药物渗漏量，切忌忽略或忍耐；协助患者选择更安全的静脉输液工具，如中心静脉通道器材,是确保化疗药物顺利输注的重要措施。

(10)经中心静脉导管给予化疗药物,在使用前须确认导管头端位于中心静脉内,且导管无破损、无断裂、功能正常时方可给药。

(四)处理要点

当外渗或疑似外渗发生时,医师、护士、患者三方应互相协作,对可能发生的发疱性药物外渗进行正确评估和管理。

1.一般处理

(1)药物输注过程中,如果患者诉注射部位疼痛、烧灼感,或输液速度突然发生变化,即使没有肉眼可见的渗漏症状,也应立即停止化疗药物的输注,并立即通知医师,遵医嘱予对症治疗。

(2)保留原针头接无菌注射器进行多方向强力抽吸,尽量回抽渗漏于皮下的药物。

(3)对可疑部位进行评估,如疼痛、肿胀、皮肤颜色及肢体活动受限范围等。

(4)注入适量生理盐水(可加入维生素 C 注射液)以稀释渗漏局部残留的药物,拔除针头后用干棉球按压 3 分钟左右。

(5)抬高患肢 48 小时、制动,并避免太阳光直射。

2.局部封闭

药物外渗后立即报告医师,给予 2%利多卡因(或普鲁卡因,但须做皮试)2 mL+地塞米松 5 mg 进行局部环形封闭,封闭液中可根据药物性质加入相应的解毒剂(表 9-2);封闭范围须超出外渗部位 0.5~1 cm,每天 1 次,连续 3 天。局部封闭注射可有效阻止药物与组织细胞相结合,阻断局部恶性传导,以减轻局部炎性反应和疼痛。

表 9-2 常用化疗药物的解毒剂

药物	解毒剂	处理方法
多柔比星 表柔比星 吡柔比星 柔红霉素	8.4%碳酸氢钠; 99%二甲基亚砜	24 小时内,使用冷敷或冰敷,每天至少 4 次,每次 15~20 分钟;8.4%碳酸氢钠5 mL+地塞米松 5 mg 做封闭; 研究显示:每 6 小时局部用 99%二甲基亚砜 1~2 mL 有效
氮芥	10%硫代硫酸钠	10%硫代硫酸钠 4 mL 与注射用水 6 mL 混合,每外渗 1 mL 注射该混合溶液2 mL;若已拔针则皮下注射;注射后冰敷 6~12 小时
顺铂	10%硫代硫酸钠	仅适用于大量外渗(>20 mL 的 0.5 mg/mL 顺铂);每 100 mg 顺铂使用 2 mL 10%的硫代硫酸钠溶液,皮下注射

续表

药物	解毒剂	处理方法
丝裂霉素 放射菌素 D	维生素 C	外渗后 24 小时内，每天至少冰敷 4 次，每次 15～20 分钟；维生素 C 1 mL＋生理盐水 5 mL 局部封闭
长春新碱 长春碱 长春瑞滨	透明质酸酶	外渗后 24～48 小时每天至少热敷 4 次，每次 15～20 分钟；抬高患肢；使用小规格针头在外渗区域多点皮下注射透明质酸酶(150 U/mL)
紫杉醇 多西他赛	无	外渗后 24 小时内，每天至少冰敷 4 次，每次 15～20 分钟

3.局部外敷

(1)冷敷：部分化疗药物(如蒽环类、紫杉醇、氮芥等)外渗后首选局部冷敷，可收缩局部血管、降低组织细胞代谢率、减少正常细胞对外渗药物的摄取、灭活药物的局部破坏作用，从而减轻组织细胞损害、控制渗漏损伤范围。同时，冷敷还可减轻疼痛。但草酸铂及长春碱类药物外渗后禁止冷敷，以免加重末梢神经毒性反应的发生。冷敷宜早期进行，持续 24 小时，但需防止冻伤(可冷敷 30～60 分钟后间隔 15 分钟后再继续冷敷)。

(2)热敷：对于长春新碱、长春碱、长春地辛、长春瑞滨等植物碱类化疗药物在发生渗漏后 24～48 小时热敷，可以加快外渗药物的吸收与消散，减轻药物外渗所致的皮肤组织伤害。

(3)药物外敷：外渗部位无皮肤破溃者，可进行药物湿敷，如用湿润烧伤膏、如意金黄散(用蜂蜜调成糊状)、消炎止痛膏、喜疗妥软膏等进行局部外敷或涂擦。

4.水疱的处理

对于外渗局部出现多发性小水疱的患者，应注意保持水疱的完整性，保持局部的清洁和干燥，并抬高患肢，待水疱自然吸收，避免局部热敷和摩擦；对于直径＞2 cm 的大水疱，应在严格消毒后用 5 号细针头于水疱底缘穿刺，用注射器尽量抽吸疱内液体，使皮肤贴附，避免去除表皮。

5.局部理疗

渗漏 24 小时后可考虑使用超短波照射、氦氖激光照射等理疗方法，每天 2 次，达到止痛、消炎、改善供血和营养、促进细胞再生和炎性吸收的作用。

6.外科处理

对于药物外渗后已发生组织坏死的患者可采用外科无菌换药的方法进行处

理，预防感染发生，促进创面愈合。严重者须进行手术清创，甚至皮瓣移植、植皮。

7.密切观察

动态观察外渗区域的皮肤颜色、温度、感觉等变化，观察有无疼痛、水疱、皮肤剥脱、手臂肿胀僵硬、关节活动障碍等局部表现，有无寒战、发热等全身表现，并做好记录，及时与医师沟通，反馈治疗信息。必要时请相关科室会诊。

参 考 文 献

[1] 张萍，黄俊蕾，陈云荣，等.现代医学临床与护理[M].青岛：中国海洋大学出版社，2018.
[2] 吴欣娟，张晓静.实用临床护理操作手册[M].北京：中国协和医科大学出版社，2018.
[3] 高翔.实用专科护理技能要点[M].长春：吉林科学技术出版社，2019.
[4] 吴小玲.临床护理基础及专科护理[M].长春：吉林科学技术出版社，2019.
[5] 赵建国.外科护理[M].北京：人民卫生出版社，2018.
[6] 张晓萍.内科护理[M].北京：科学出版社，2018.
[7] 王绍利.临床护理新进展[M].长春：吉林科学技术出版社，2019.
[8] 魏晓莉.医学护理技术与护理常规[M].长春：吉林科学技术出版社，2019.
[9] 马莉莉.实用临床护理指南[M].长春：吉林科学技术出版社，2019.
[10] 刘旭，孙彦龙，买晓颖.内科护理[M].武汉：华中科技大学出版社，2018.
[11] 程璐.临床常见疾病护理常规及健康教育[M].北京：中国科学技术出版社，2018.
[12] 官洪莲.临床护理指南[M].长春：吉林科学技术出版社，2019.
[13] 高静.临床护理技术[M].长春：吉林科学技术出版社，2019.
[14] 姜梅.妇产科护理指南[M].北京：人民卫生出版社，2018.
[15] 狄树亭，董晓，李文利.外科护理[M].北京：中国协和医科大学出版社，2019.
[16] 徐月秀.临床护理新思维[M].天津：天津科学技术出版社，2018.
[17] 张鸿敏.现代临床护理实践[M].长春：吉林科学技术出版社，2019.
[18] 艾翠翠.现代疾病护理要点[M].长春：吉林科学技术出版社，2019.
[19] 刘扬，韩金艳，刘丽英.全科护理实践[M].长春：吉林科学技术出版社，2019.
[20] 王雪玲.现代护理新思维[M].天津：天津科学技术出版社，2018.

[21] 赵秀森.基础护理技术[M].北京:北京大学医学出版社,2019.
[22] 魏燕.实用临床护理实践[M].长春:吉林科学技术出版社,2019.
[23] 韩凤红.实用妇产科护理[M].长春:吉林科学技术出版社,2019.
[24] 单强,韩霞,李洪波,等.常见疾病诊治与护理实践[M].北京:科学技术文献出版社,2018.
[25] 马晓霞.实用临床护理技术[M].长春:吉林科学技术出版社,2019.
[26] 马雯雯.现代外科护理新编[M].长春:吉林科学技术出版社,2019.
[27] 郭丽红.内科护理[M].北京:北京大学医学出版社,2019.
[28] 丁海燕,张力.妇产科护理[M].长春:吉林科学技术出版社,2019.
[29] 李勇,郑思琳.外科护理[M].北京:人民卫生出版社,2019.
[30] 阮仕珍,刘宏艳,段文娜.人文关怀护理模式在前置胎盘剖宫产术后出血护理中的应用价值[J].检验医学与临床,2020,17(1):105-107.
[31] 于布为.关于麻醉前评估及其相关问题的思考[J].临床麻醉学杂志,2019,35(11):1045-1046.
[32] 吴欣娟,蔡梦歆,曹晶,等.规范化护理方案在提升卧床患者护理质量中的应用研究[J].中华护理杂志,2018,53(6):645-649.
[33] 贾东影.浅析氯吡格雷联合低分子肝素钙治疗不稳定型心绞痛的临床效果及护理措施[J].中国现代药物应用,2017,11(3):143-145.
[34] 张亚妮.急性上呼吸道感染患者护理中舒适护理的临床应用效果探讨[J].临床医学研究与实践,2017,2(15):161-162.